प्रिय बच्चो, आपको वह तारीख याद है न, तारीख है– 21 जून, 2015 और दिन रविवार। यह एक ऐसा ऐतिहासिक दिन है, जब भारत ने एक बार फिर से सारी दुनिया का नेतृत्व किया है। इस दिन ने हमारा मान भी बढ़ाया है और सम्मान भी। इस दिन सारी दुनिया के 192 देशों ने एक साथ इंटरनेशनल योग दिवस मनाया भारत के नेतृत्व में। इस प्रथम योग दिवस को आने वाले दौर में योग की अंतर्राष्ट्रीय लोकप्रियता की बानगी के तौर पर भी देखा जा सकता है। उस दिन सारी दुनिया में योगतंत्र दिवस मनाया गया। सारी दुनिया ने उस रविवार को दिल्ली के राजपथ को योगपथ में बदलते हुए देखा। जिस राजपथ पर हर साल 26 जनवरी को भारत अपनी सामरिक ताकत का प्रदर्शन करता है, उसी राजपथ पर 21 जून को भारत ने अपनी **दूसरी तरह** की शालीन होती ताकत के दर्शन करवाए। यह भारत की प्राचीन सांस्कृतिक पहचान 'योग' के माध्यम से ही संभव हुआ है। उस दिन सारी दुनिया एक ही आसन में बैठी नजर आई। 192 देशों के 251 शहरों में मनाया गया योग दिवस। सारी दुनिया में यह एक ऐसा अनोखा महाकार्यक्रम था जिसमें हमें जादुई ऊर्जा के साक्षात् दर्शन हुए।

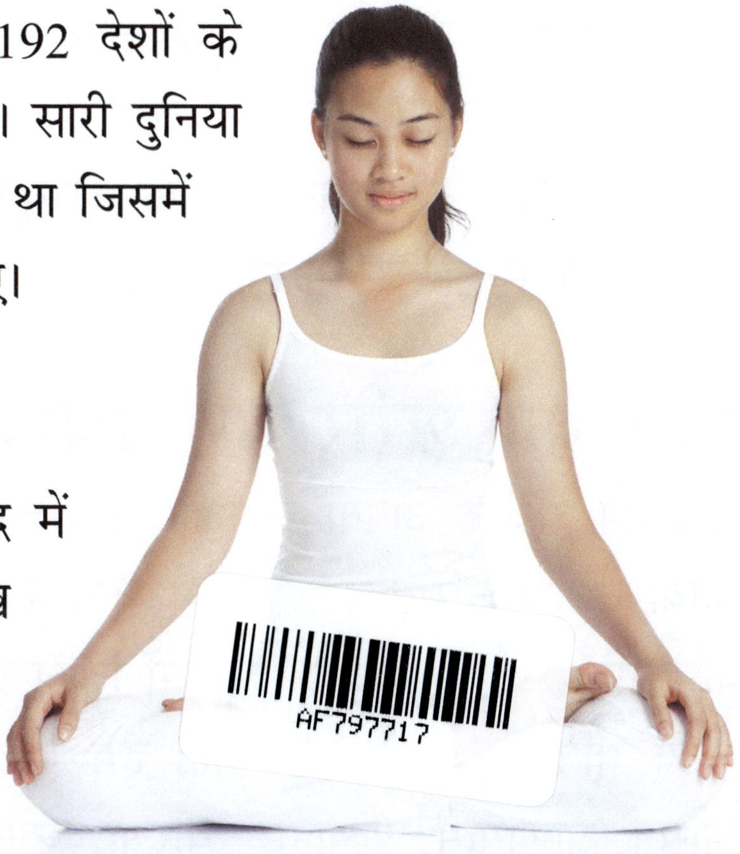

योग का स्वरूप

वेदों, उपनिषद, गीता एवं पुराणों आदि में प्राचीन काल से 'योग' का उल्लेख मिलता है। भारतीय दर्शन में योग एक अति महत्त्वपूर्ण शब्द है। आत्मदर्शन एवं समाधि से लेकर

कर्मक्षेत्र तक योग का व्यापक व्यवहार हमारे शास्त्रों में हुआ है। योगदर्शन के उपदेष्टा महर्षि पतंजलि 'योग' शब्द का अर्थ चित्तवृत्ति का निरोध करते हैं। संक्षेप में हम कह सकते हैं कि संयमपूर्वक साधना करते हुए आत्मा का परमात्मा के साथ योग करके (जोड़कर) समाधि का आनन्द लेना योग है।

योग के प्रकार

दत्तात्रेय योगशास्त्र तथा योगराज उपनिषद् में मंत्रयोग, लययोग, हठयोग तथा राजयोग के रूप में योग के चार प्रकार माने गये हैं।

1. **मंत्रयोग :** मातृकादियुक्त मन्त्र को 12 वर्ष तक विधिपूर्वक जपने से अणिमा आदि सिद्धियां साधक को प्राप्त हो जाती हैं।

2. **लययोग :** दैनिक क्रियाओं को करते हुए सदैव ईश्वर का ध्यान करना लययोग है।

3. **हठयोग :** विभिन्न मुद्राओं, आसनों, प्राणायाम एवं बन्धों के अभ्यास से शरीर को निर्मल एवं मन की एकाग्र करना हठयोग कहलाता है।

4. **राजयोग :** यम-नियमादि के अभ्यास से चित्त को निर्मल कर ज्योतिर्मय आत्मा का साक्षात्कार करना 'राजयोग' कहलाता है।

योग का शरीर पर प्रभाव

योग का अर्थ है अपनी चेतना (अस्तित्व) का बोध : अपने अन्दर निहित शा. क्तयों को विकसित करके परम चैतत्न्य आत्मा का साक्षात्कार एवं पूर्ण आनन्द की प्राप्ति। इस यौगिक प्रक्रिया में विधि प्रकार की क्रियाओं का विधान भारतीय ऋषि-मुनियों ने किया है। यहां हम मुख्य रूप से अष्टांग योग (यम, नियम, आसन, प्राणायाम, प्रत्याहार, धारणा, ध्यान एवं समाधि) से हमारी सुप्त चेतना

शक्ति का विकास होता है। सुप्त तन्तुओं का पुनर्जागरण होता है एवं नये, तन्तुओं, कोशिकाओं (सेल्स) का निर्माण होता है। परिणामस्वरूप ठीक प्रकार से रक्त-संचार होता है और नई शक्ति का विकास होने लगता है। योग से हृदयरोग जैसी भयंकर बीमारी से भी छुटकारा पाया जा सकता है।

आसनः

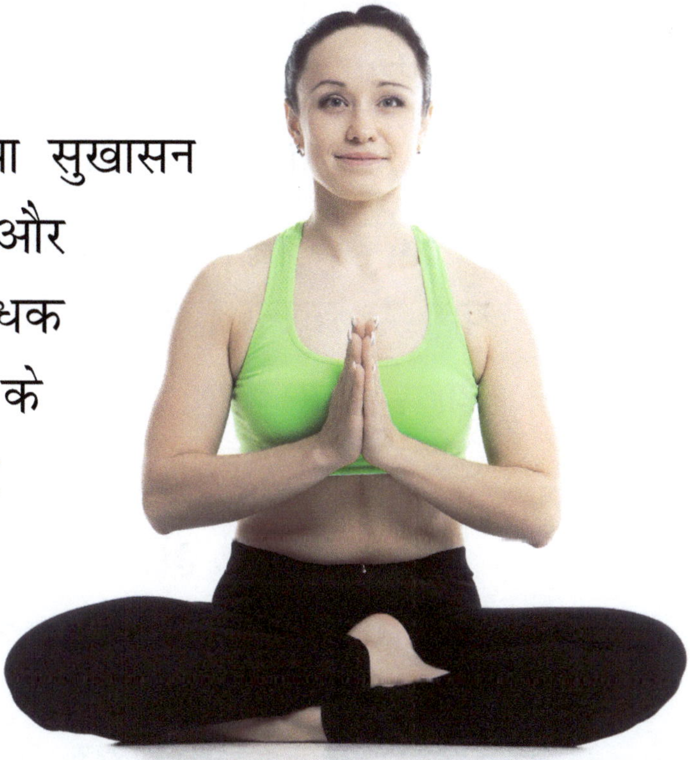

पद्मासन, भद्रासन, सिद्धासन, सिंहासन या सुखासन आदि किसी भी आसन में स्थिरता और सुखपूर्वक बैठना आसन कहलाता है। साधक को जप, उपासना एवं ध्यान आदि करने के लिए किसी भी आसन में स्थिरता और सुखपूर्वक बैठने का लम्बा अभ्यास भी करना चाहिए। कोई भी आसन करते समय मेरुदण्ड सदा सीधा होना चाहिए। भूमि समतल हो, बिछाने के लिए गद्दीदार वस्त्र, कुशा या कम्बल आदि ऐसा आसन होना चाहिए जो विद्युत का कुचालक तथा आरामदायक हो।

विधिः

जब श्वास भीतर से बाहर आये, तब बाहर ही कुछ सेकेंड तक रोक कर रखें और जब बाहर से भीतर जाये, तब भी उसको भीतर कुछ सेकेंड तक रोक कर रखें। इस प्रकार एक दूसरे के विरुद्ध क्रिया करें, तो दोनों प्राणों की गति रुककर वे प्राण अपने वश में होने से मन और इन्दियां भी स्वाधीन हो जाती हैं इससे चित्त निर्मल होकर उपासना में स्थिर हो सकता है।

ध्यान :

आसन पर बैठकर कोमलता से आंखें बंद करके ईश्वर से मिलन की कल्पना करना अथवा ओइम् को साकार करना ध्यान कह आरंभिक अवस्था है। ध्यान के समय ईश्वर के अतिरिक्त अन्य विषय का स्मरण नहीं करना चाहिए।

ध्यान हमारे जीवन के साथ प्रतिपल जुड़ा हुआ है। भारतीय संस्कृति में तो ध्यान प्रत्येक क्रिया का पूरक होता था। इसी लिए आज भी हमें अपने घर एवं परिवार के बड़े व्यक्ति किसी कार्य को विधिवत सम्पन्न करने हेतु जब कहते हैं, तब सर्वत्र यही वाक्य होता है-भाई ध्यान से पढ़ना, ध्यान से चलना, प्रत्येक कार्य को ध्यान से करना। आज हम ध्यान शब्द का प्रयोग तो करते हैं, परन्तु यह ध्यान क्या है, उस ओर किसी का ध्यान नहीं जाता है। लेकिन जीवन के प्रत्येक कार्य से साथ जुड़े इस ध्यान शब्द से हम यह तो जान ही सकते हैं कि ध्यान जीवन का अपरिहार्य अंग है। ध्यान के बिना जीवन अधूरा है।

ध्यान के लिए कुछ दिशा-निर्देश:

- ध्यान करने से पहले प्राणायाम अवश्य करें; क्योंकि प्राणायाम के द्वारा मन पूर्ण शान्त एवं एकाग्र हो जाता है। शान्त मन के द्वारा ही धारणा और ध्यान हो सकता है।

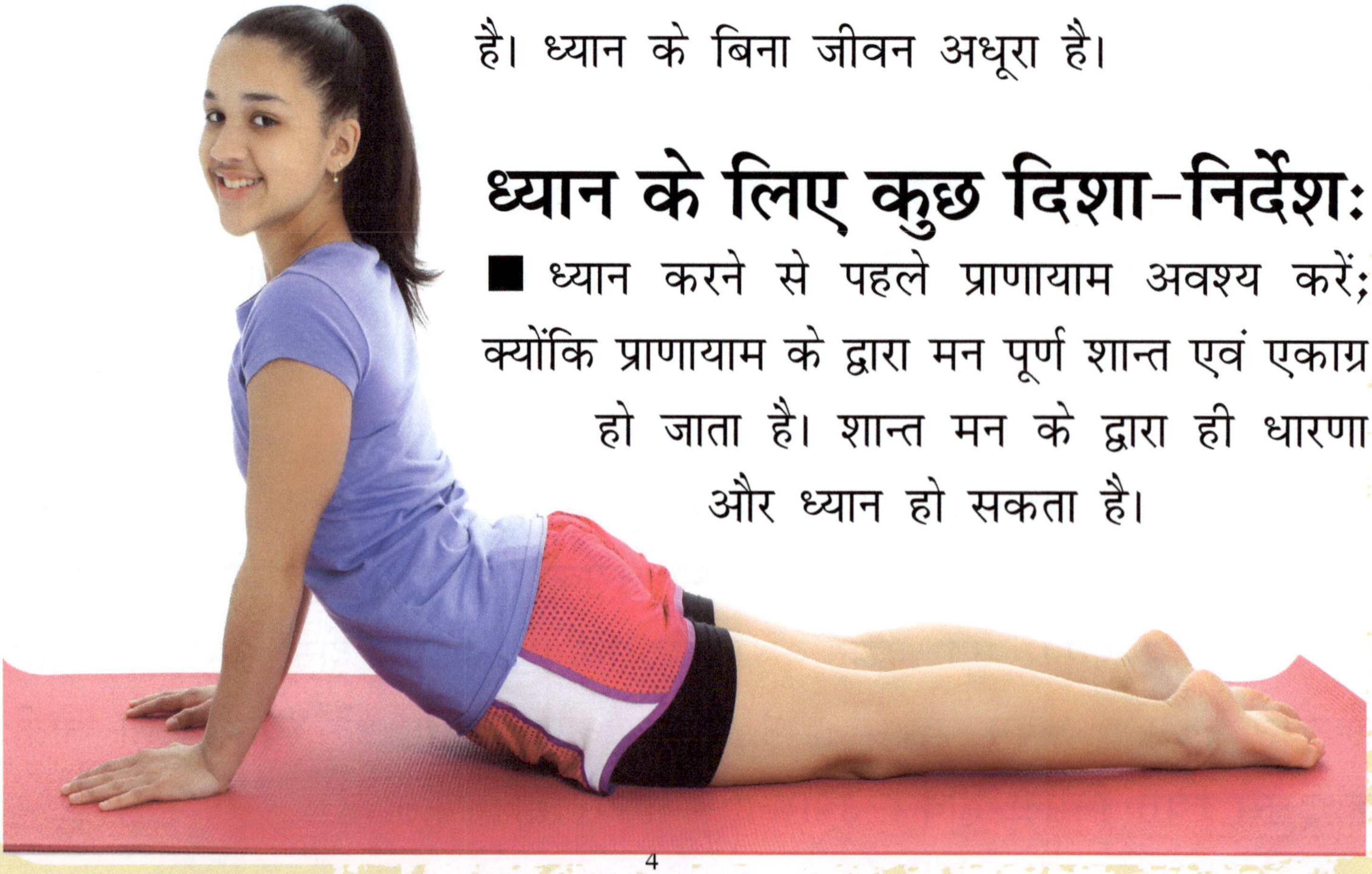

■ कपालभाति और अनुलोम-विलोम प्राण ाायाम विधिपूर्वक करने से मन निर्विषय हो जाता है, अतः ध्यान स्वतः लगने लगता है।

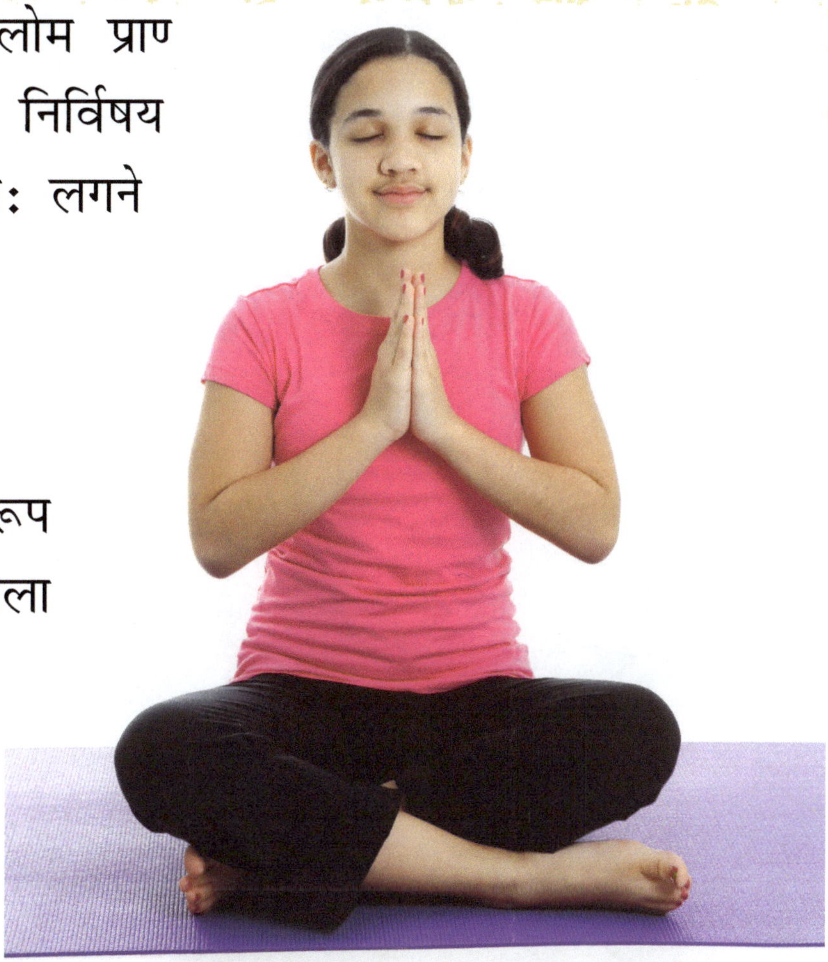

समाधिः

ध्यान में जब केवल ईश्वर के स्वरूप या स्वभाव को प्रकाशित करने वाला अपने स्वरूप से शून्य जैसा हो. ता है, तब उसे समाधि कहते हैं। ईश्वर का ध्यान करता हुआ साधक इतना तल्लीन, तन्मय एवं तद्रूप-सा हो जाता है कि वह स्वयं को भी भूल-सा जाता है, मात्र भगवान् के दिव्य आनन्द का अनुभव होने लगता है, इसको समाधि कहा जाता है। ध्यान में तो ध्यान करने वाला, जिस मन से, जिस चीज का ध्यान करता है, वे तीनों (ध्याता, ध्येय और ध्यान) विद्यमान रहते हैं। परन्तु समाधि में केवलपरमेश्वर के आनन्दमय एवं दिव्य-ज्ञ. ान-आलोक में आत्मा निमग्न हो जाता है, वहां तीनों का भेदभाव नहीं रहता।

आसनोपयोगी नियम

1. समयः आसन प्रातः-सायं दोनों समय कर सकते हैं। यदि दोनों समय नहीं कर सकते, तो प्रातःकाल का समय उत्तम हैं प्रातःकाल मन शान्त रहता है। प्रातः शौचादि से निवृत्त होकर खाली पेट तथा दोपहर के भोजन के लगभग

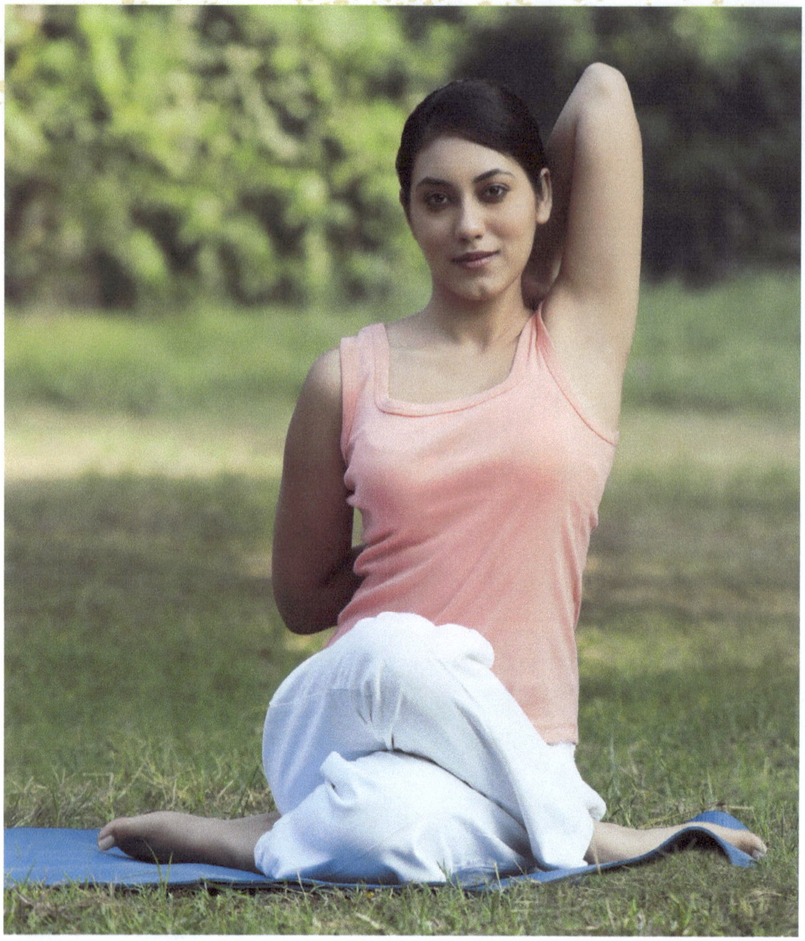

5-6 घण्टे बाद सायंकाल आसन कर सकते हैं।

2. स्थान : स्वच्छ, शान्त एवं एकान्त स्थान आसनों के लिए उत्तम है। यदि वृक्षों की हरियाली के समीप, बाग, तालाब या नदी का किनारा हो, तो सवोत्तम हैं खुले वातावरणएवं वृक्षों की हरियाली के समीप, बाग, तालाब या नदी का किनारा हो, तो सर्वोत्तम है।

3. वेशभूषाः आसन करते समय शरीर पर वस्त्र कम और सुविधाजनक होने चाहिए। पुरुष हाफ पैण्ट और बनियान का उपयोग कर सकते हैं। माताएं और बहने सलवार, ब्लाउज आदि पहनकर आसन, प्राणायाम आदि का अभ्यास करें।

4. आसन एवं मात्राः भूमि पर बिछाने के लिए मुलायम दरी या कम्बल का प्रयोग करना उचित हैं खुली जमीन पर आसन न करें। अपने समार्थ्य के अनुसार व्यायाम करना चाहिए। आसनों का पूर्ण अभ्यास एक घण्टे में, मध्यम अभ्यास 30 मिनट में तथा संक्षिप्त अभ्यास 15 मिनट में होता हैं आधाा घण्टा तोप्रत्येक व्यक्ति को योगासन करना ही चाहिए।

सचमुच योग हमें ऊर्जा के नये दर्शन करवाता है। यह बात तो हम सब जानते

ही हैं कि पिछले कुछ सालों में योग पूरी दुनिया में बड़ी तेजी से लोकप्रिय हुआ है, लेकिन आधिकारिक तौर पर दुनिया में मान्यता दिलाने की गंभीर और निर्णायक पहल पिछले वर्ष 27 सितंबर, 2014 को हुई। उस दिन संयुक्त राष्ट्र संघ में दिए गए अपने भाषण में भारत के प्रधानमंत्री नरेंद्र मोदी ने एक प्रस्ताव पेश किया, जिसके तहत 21 जून, को अंतर्राष्ट्रीय ज्योग दिवस मनाने की बात कही गई थी। 11 दिसंबर, 2014 को संयुक्त राष्ट्र संघ ने घोषणा की कि अब हर साल 21 जून को आधिकारिक तौर पर अंतर्राष्ट्रीय योग दिवस मनाया जाएगा।

अब सवाल यह उठता है कि 21 जून को ही योग दिवस मनाने की बात क्यों की गई? इसके पीछे तर्क यह है कि 21 जून सबसे लंबा दिन होता है। इसलिए दुनिया के ज्यादातर देशों में इसका खास महत्व होता है। इस दिन सुबह भी जल्दी होती है और सूर्य की किरणें भी सबसे अधिक देर तक धरती पर रहती हैं। इसी वैज्ञानिक तर्क के आधार पर ही 21 जून को योग दिवस मनाने की बात कही गई थी। एक मान्यता यह भी है कि इसी दिन ही भगवान शिव ने अपने शिष्यों को पहली बार योग की शिक्षा दी थी। इस तरह इस दिन को हम योग का जन्मदिन भी कह सकते हैं।

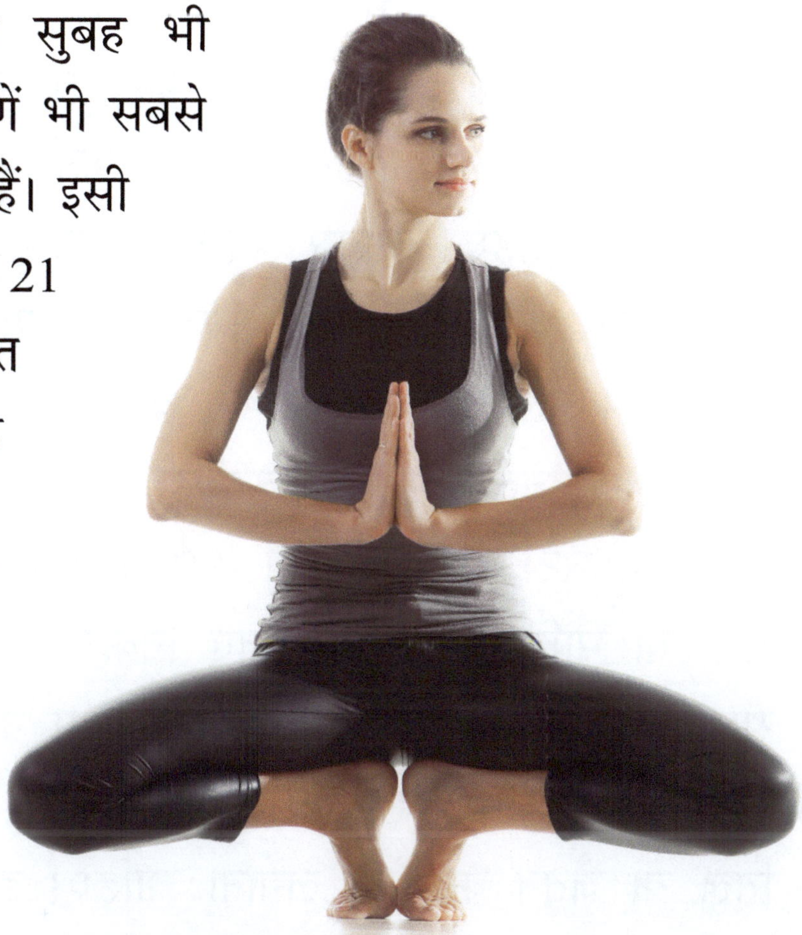

सुबह से लेकर रात तक

योग सिर्फ आसन या प्राणायाम ही नहीं, बल्कि एक जीवन पद्धति है। योगा के वरिष्ठ जानकारों का मानना है कि सुबह उठने से लेकर रात को सोने तक अगर हमारा हर कदम, हमारा काम योग के अनुकूल हो तो हमारी जिंदगी और भी दमदार तथा बेहतर बन सकती है। इसके लिए हमें अपनी दैनिक दिनचर्या को यौगिक दिनचर्या बनाना होगा, तभी इसके लाभ देखने को मिलेंगे....

प्रात:काल

- योग के हिसाब से ब्रह्म मुहूर्त में सोकर उठना सबसे ज्यादा लाभदायक होता है। इसके लिए चार बजे का समय सबसे अच्छा होता है, लेकिन यदि सुबह साढ़े पांच बजे तक भी उठ जाया जाए तो ठीक है।
- उठने के बाद दो गिलास पानी पीजिए। पानी को रात में तांबे के बर्तन में भरकर रख दें, सुबह उठकार इस पानी को ही पीजिए। पानी खड़े होकर नहीं पीना चाहिए, बैठकर पीजिए। उकड़ू बैठकर पीना और भी अच्छा है। इससे शरीर के विषैले पदार्थ निकलकर बाहर आ जाते हैं। मोटापे से परेशान हैं तो गर्म पानी लें। बेड टी तो कभी भी न लें।
- इसके बाद नित्यकृम से निवृत्त हो जाएं।
- अब एक घंटा आसन, ध्यान और प्राणायाम के लिए। थोड़ा और जल्दी उठ सकें तो मार्निंग वॉक के लिए निकल जाएं। हां, इस बात का ध्यान रखें सामर्थ्य से ज्यादा आसन और प्राणायाम न करें।
- इसके आधा घंटे बाद स्नान करें। पूजा करें। नहाने के बाद सिर पर नारियल, तिल या जैतून का तेल लगाना चाहिए। इससे बालों को पोषण मिलता है।

सप्ताह में एक बार तिल या सरसों के तेल से अपने शरीर की मालिश अवश्य करें। इससे शरीर ताकतवर और त्वचा आकर्षक बनती है।

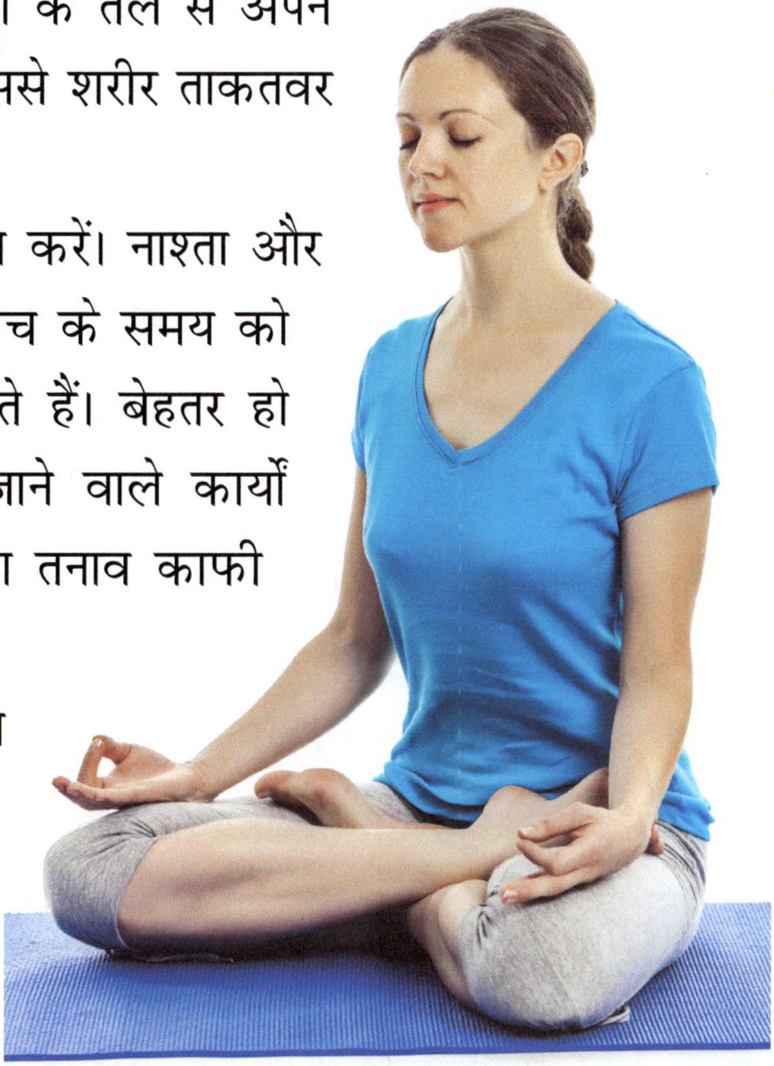

- साढ़े सात बजे के आसपास नाश्ता करें। नाश्ता और ऑफिस या स्कूल निकलने के बीच के समय को पसंद के कार्यों में भी लगा सकते हैं। बेहतर हो कि इस समय उस दिन किए जाने वाले कार्यों की सूची बना लें। इससे काम का तनाव काफी कम हो जाएगा।
- सुबह का नाश्ता दिन का सबसे अहम भोजन होता है इसलिए इसमें पौष्टिक चीजों को शामिल करना चाहिए। कहते हैं कि नाश्ता राजकुमारों की तरह करना चाहिए। फल, पोहा, दलिया, ओट्स, दूध, आदि अच्छे विकल्प हो सकते हैं।

दोपहर

- एक बजे के आसपास भोजन कर सकते हैं। खाने में सलाद जरूर शामिल करें।
- भोजन के बारे में एक अहम सूत्र यह बताया गया है कि जितनी जगह पेट में हो, उसके आधे हिस्से को ही खाने से भरें। एक चौथाई हिस्सा तरल

पदार्थ (लिक्विड) के लिए रखना चाहिए और शेष बचे एक चौथाई हिस्से को खाली छोड़ देना चाहिए। इससे भोजन को पचाने में मदद मिलती है।

- भोजन को धीरे-धीरे चबाकर खाएं। खाने के आधे घंटे बाद ही पानी पियें।
- वैसे ऑफिस में लगातार अपनी सीट पर नहीं बैठना चाहिए। बीच-बीच में कोई और काम निकालकर चहलकदमी अवश्य करनी चाहिए।

सायंकाल

- दोपहर बाद चार बजे के आसपास अपनी सीट पर बैठे-बैठे सूक्ष्म क्रियाएं की जा सकती हैं। ये सूक्ष्म क्रियाएं आज की थकान मिटाएंगी और ताजगी का अहसास कराएंगी।
- इसके बाद कुछ हल्का-फुल्का खा भी सकते हैं, जैसे मुरमुरे, भुने हुए चने, भुना हुआ पोहा या फिर एक कोई फल। चाय भी पी सकते हैं इस वक्त। समोसे-खस्ते या फिर जंकफूड से इस समय बचना चाहिए।
- पूरे दिन में कम से कम 12 गिलास पानी जरूर पियें।

रात्रिकाल

- अगर आप घर पर हैं तो शाम सात बजे के आस-पास ध्यान करने का प्रयास करें। 20 मिनट का ध्यान आपको दिन भर की थकान, उलझनों से राहत देगा।
- आठ बजे भोजन (डिनर) कर लें। रात का खाना बहुत हल्का होना चाहिए। रात में दही का सेवन बिल्कुल भी न करें। टीवी देखते हुए या बातचीत करते समय बिल्कुल भी भोजन न करें। ऐसे में आप जरूरत से ज्यादा भोजन

ग्रहण कर सकते हैं। एक बात ध्यान रखें- रात के खाने और सोने में कम से कम दो घंटे का अंतर अवश्य होना चाहिए।

- खाना खाने के बाद 15 मिनट थोड़ी चलहकदमी अवश्य करें। इस दौरान बच्चों के साथ भी समय बिता सकते हैं। संगीत सुनें, कुछ पढ़ें, परिवार के साथ गप्पें मारें या फिर कुछ और करें, जिससे मन हल्का हो।
- रात दस या साढ़े दस बजे के बीच सो जाइए। दिन में जो काम नहीं हो पाए हैं, उन्हें दिमाग से निकाल दें। किसी भी इंसान के लिए छह-सात घंटे की नींद बहुत जरूरी है। और हां एक बात और गांठ बांध लें- यदि आप बेहतर स्वास्थ्य और जिंदगी चाहते हैं तो दिन में सोने के बारे में बिल्कुल भी मत सोचिए।

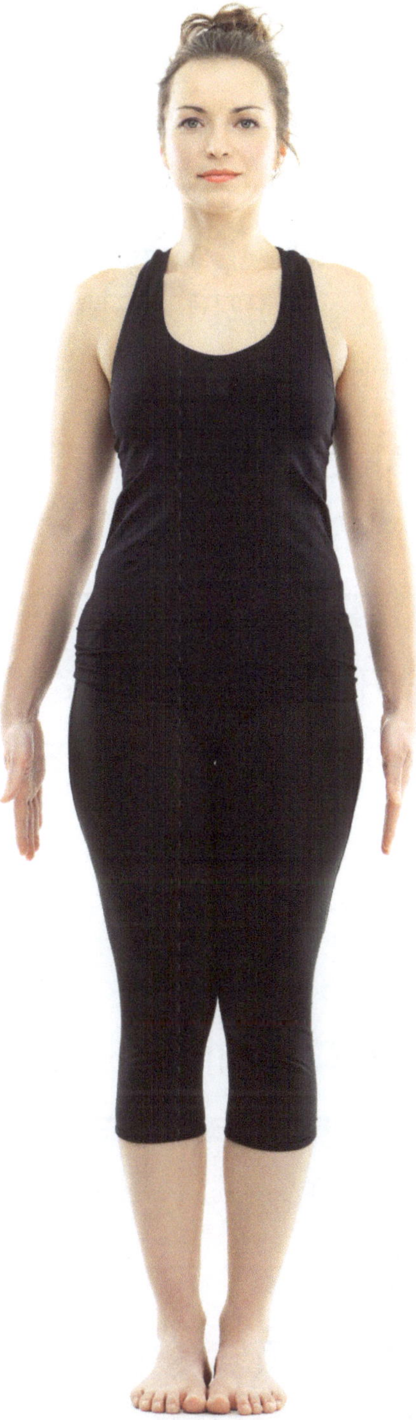

प्रिय बच्चो,

जितनी भी बातें आपको यहां बताई गई हैं, यदि आप उनका पालन करते हैं, अनुसरण करते हैं तो यह तय मानिए आपका जीवन बहुत खुशहाल भी हो जाएगा और खेल-खेल में आप योग तो सीखेंगे ही, साथ ही रोग रहित जीवन जीने में भी सफल हो जाएंगे।

योगासन

ताड़ासन

इस योगासन को करने से लंबाई बढ़ती है। पैरों की मांसपेशियां भी बलशाली होती हैं। घुटनों में भी मजबूती आती है। जांघ और जोड़ों में मजबूती आती है। इसे करने से नर्वस सिस्टम भी सक्रिय रहता है। गर्दन दर्द व कंधे की जकड़न, ऑरिन्टयोयोरोसिस, स्लिप डिस्क व जोड़ों के दर्द में भी फायदेमंद है। जब भी थकान महसूस हो तो इसे करके राहत महसूस कर सकते हैं इसे करने से बच्चों की लंबाई भी बढ़ती है। हड़बड़ाहट में कतई न करें। पैरों में भी तालमेल बनाए रखें।

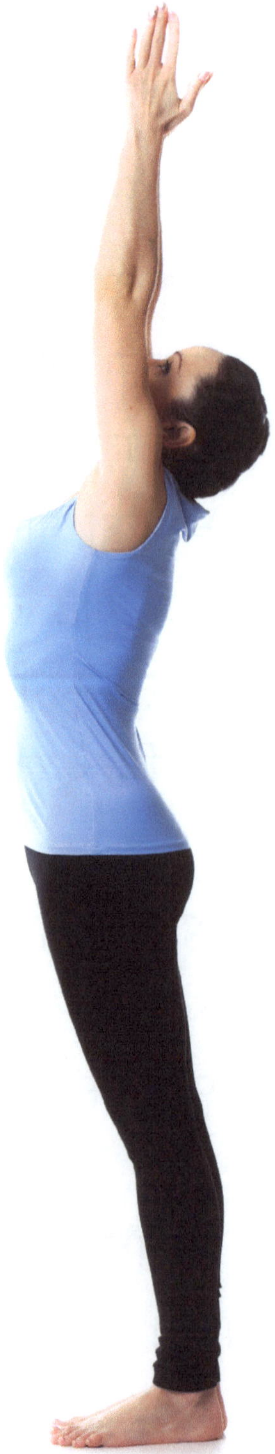

विधि : ताड़ के वृक्ष की तरह बिल्कुल सीधे खड़े हो जाएं। शरीर को कड़ा कर लें। सिर का भाग, पीठ, नितंब तथा पैरों की एड़ी सभी को एक सीध में रखें। दोनों हाथ नीचे एवं तने हुए रहें। पहले एक हाथ को कंधे की सीध में ही रखते हुए धीरे-धीरे उठाएं। फिर उसे सीधा कर लें। उंगलियां आकाश की ओर सीधी तनी रहें। इस क्रिया को फिर दूसरे हाथ से भी करें।

लाभ : पूरे स्नायु तंत्र को परीचालित करता है।

वक्रासन

यह आसन हमारे शरीर एवं मस्तिष्क को सुदृढ़ करने में सहायक होता है। इसे करने से हमारी जांघों में मजबूती आती है। मेरुदंड, मांसपेशियों, जोड़ों में काफी लचीलापन आता है। इसे करते समय हाथ और पैरों में तालमेल होना अति आवश्यक है।

विधि : दोनों हाथों को जमीन पर टिका कर साधारण ढंग से बैठ जाएं। दोनों पैरों के पंजे एक-दूसरे से सटा कर उनकी एड़ियों को गुदा एवं मूत्रेंद्रिय के बीच में टिकायें। दोनों घुटने फैले रहें। दोनों हाथों पर शरीर का बोझ डालते हुए दोनों पैरों से ऊपर उठाएं।

लाभ : शरीर को लचीला बनाता है।

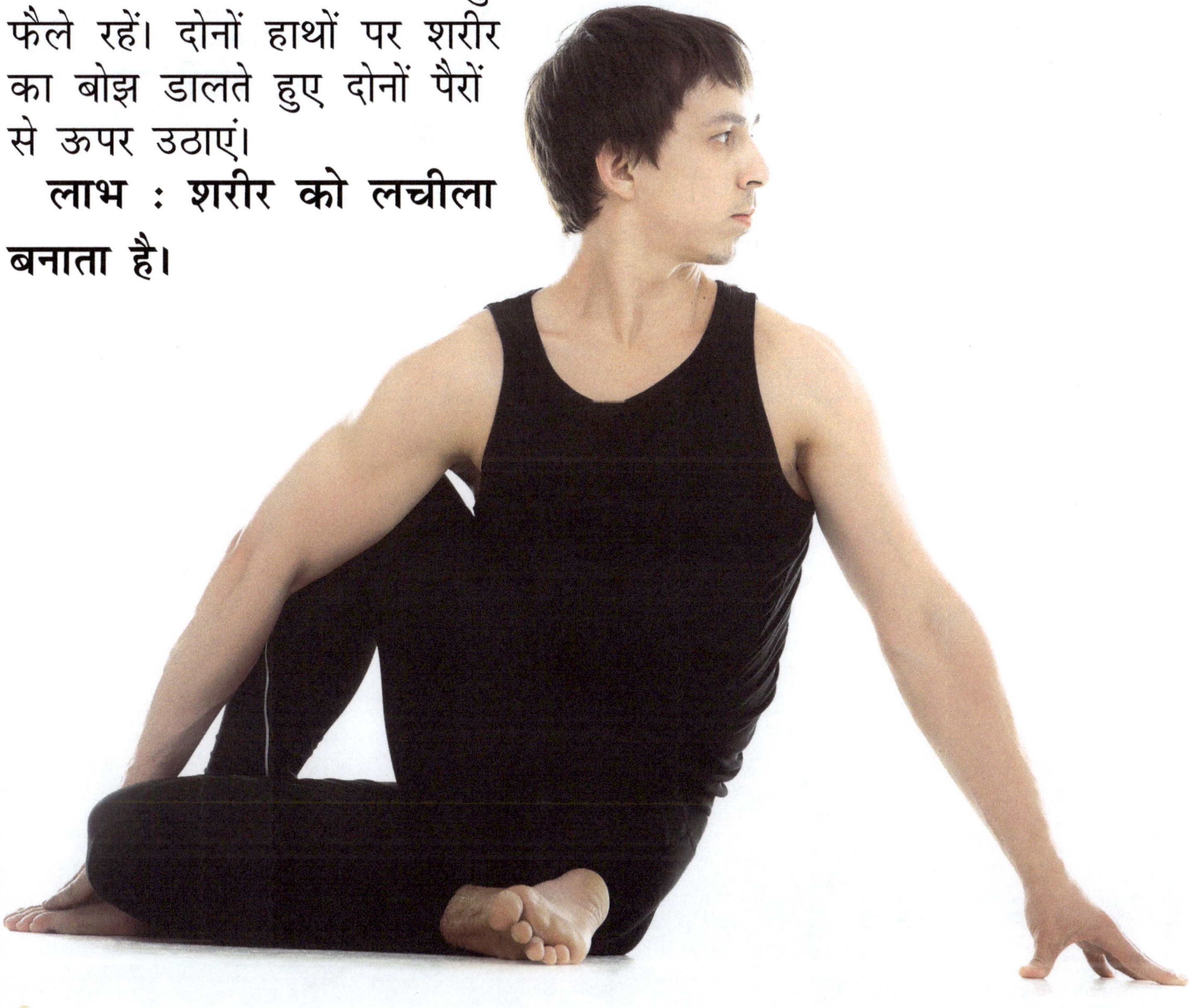

वीरभद्रासन

यह योगासन करने से हमारे पैर काफी मजबूत तो होते ही हैं और उनमें काफी लचीलापन भी आ जाता है। इसे करने से हमारे शरीर के जोड़ों, वक्षस्थल, फेफड़ों और हाथों में काफी शक्ति आने लगती है। इसे करने से हमारे आंतरिक अंगों में भी सक्रियता नजर आने लगती है। ऑस्टियोपोरोसिस की बीमारी में भी यह आसन काफी मदद करता है। इसे करने से पुरुषत्व में वृद्धि तो होती ही है, हमारी क्षमता भी बढ़ती है।

विधि : इस आसन को करने के लिए सीधे खड़े हो जाएं। दोनों पैरों के बीच थोड़ा गैप रखें। अब सांस रोकें। हाथों को ऊपर करें। गहरी सांस छोड़ें। अब बायें पैर को आगे बढ़ाएं और बायें पैर को 45 से 60 डिग्री का कोण बनाते हुए पीछे ले जाएं। शरीर को अच्छी तरह झुकाएं ताकि छाती छत की ओर उठे। इसके बाद दायें पैर को बढ़ा कर आसन को दोहराएं।

लाभ : पैरों को मजबूत बनाता है तथा फेफ़डों-हाथों को शक्ति देता है।

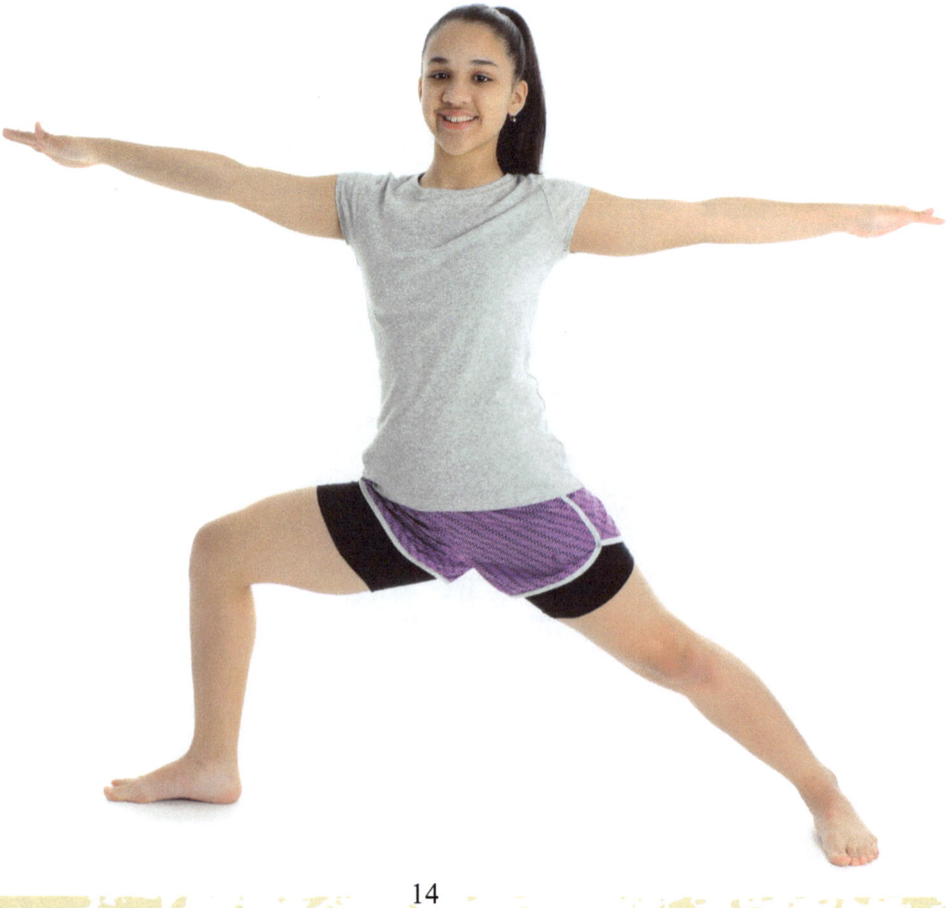

त्रिकोणासन

यह योगासन करने से हमारे शरीर में स्थित कटि प्रदेश काफी लचीला बनता है। पार्श्व भाग की चर्बी भी इसे करने से कम होती है। पिछले हिस्से की मांसपेशियां काफी मजबूत तो होती ही हैं साथ ही हमारी छाती का भी काफी विकास होने लगता है। गर्दन दर्द और कमर दर्द भी दूर करने में सहायक होता है यह योगासन।

विधि : सावधान की स्थिति में खड़े हो जाएं। दोनों पैर दो फुट की दूरी तक फैला दें। एक पैर बगल की ओर मोड़ें। वह समकोण की स्थिति में आ जाए। मुड़े पैर के अंगूठे को उसी ओर के हाथ से स्पर्श करें। दूसरे हाथ को खींच कर सिर की ओर इस तरह लगाएं कि उस ओर कान को छू सके। इसी प्रकार दूसरे पैर को मोड़ कर करें।

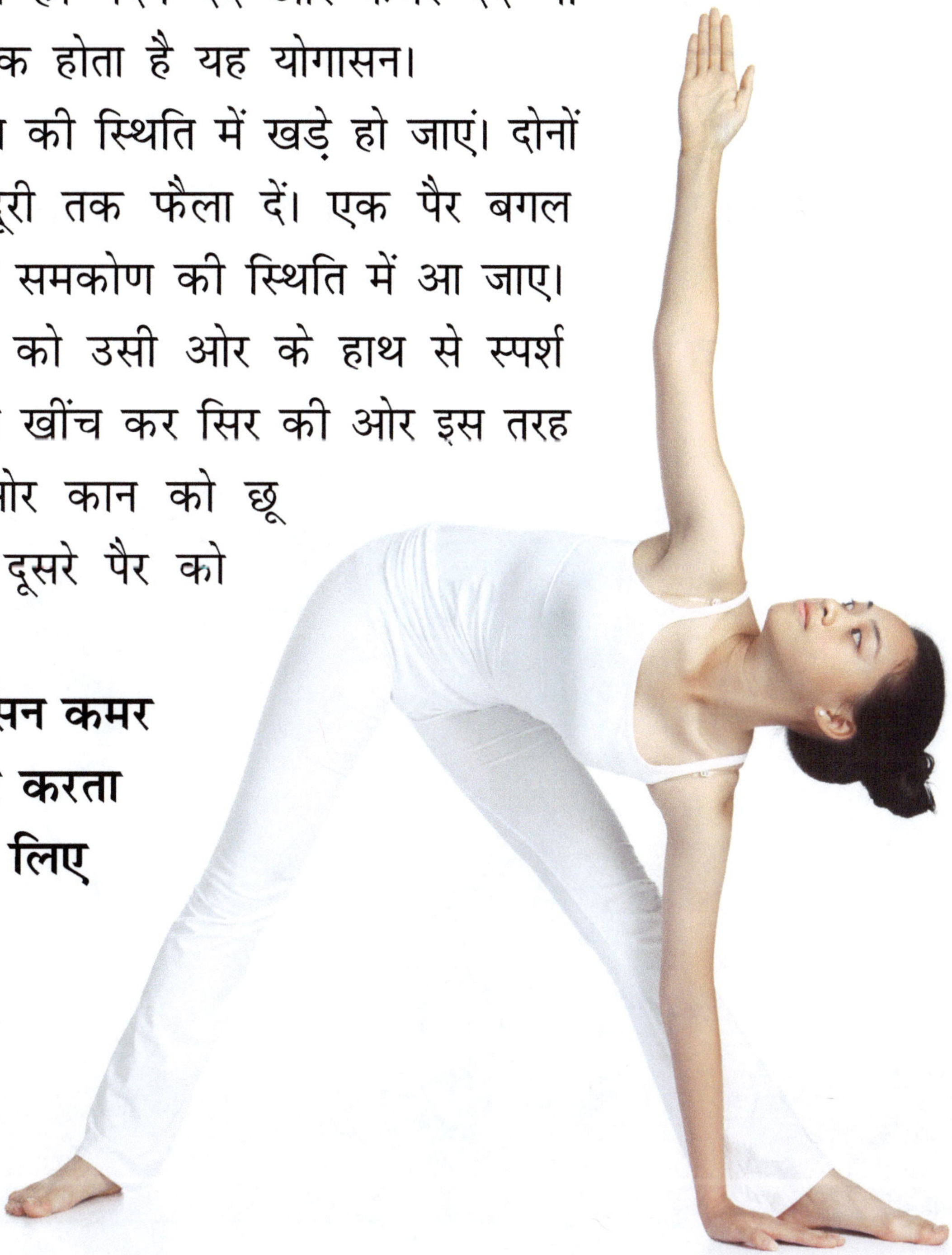

लाभ : यह आसन कमर दर्द-गर्दन दर्द दूर करता है। बालिकाओं के लिए अति लाभप्रद।

अर्ध चंद्रासन

यह आसन करने से हमारा शरीर काफी लचीला बनने लगता है तथा सभी अंगों में तालमेल भी स्थापित होने लगता है। इसे करने मात्र से जहां तनाव कम होता है, वहीं हमारा पाचन तंत्र भी बहुत अच्छा काम करने लगता है। यह आसन थायराइड के लिए भी लाभकारी होता है।

विधि : उष्ट्रासन की स्थिति में घुटनों के बल खड़े हो जाएं। दोनों हाथों को छाती पर रखें। सांस अंदर भरकर ग्रीवा एवं सिर को पीछे की ओर तान दें। जब सिर को पीछे झुकाते हुए एड़ियों पर टिका दें तो यह पूर्ण चंद्रासन हो जाता है।

लाभः शरीर को फुर्तीला बनाता है।

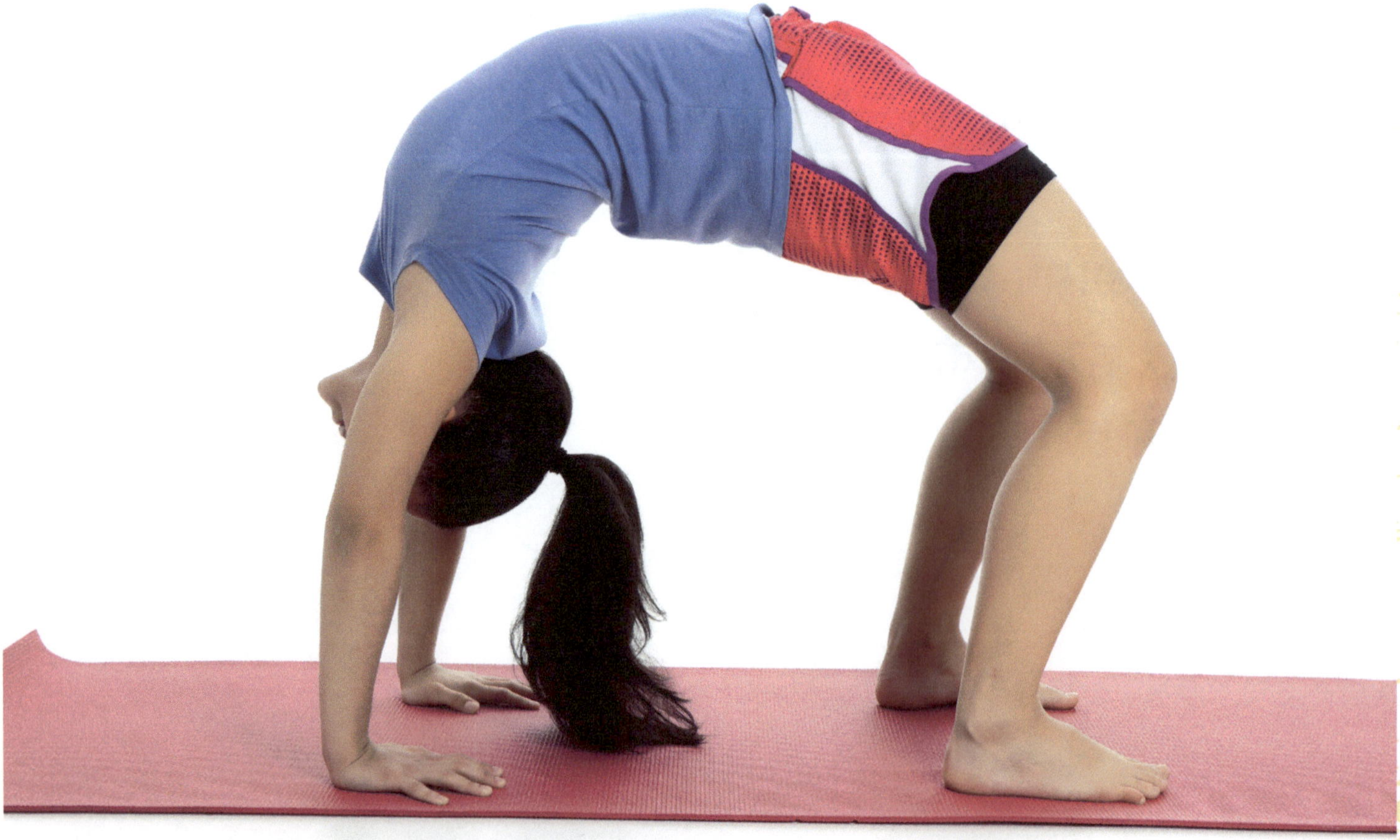

उत्कटासन

यह आसन करने से हमारी इच्छाशक्ति में वृद्धि होती है। इसे करने से जहां हमारी पाचन शक्ति में उत्तरोत्तर वृद्धि होती है वहीं संक्रमण क्षमता भी बढ़ती है। यह योगासन करने से आर्थराइटिस में तो फायदा होता है, साथ ही जोड़ों में होने वाला दर्द भी नियंत्रण में आने लगता है। इस योगासन को ब्रह्मचर्य के लिए भी उपयोगी माना जाता है तथा बवासीर की भी निवृत्ति होती है इस आसन से।

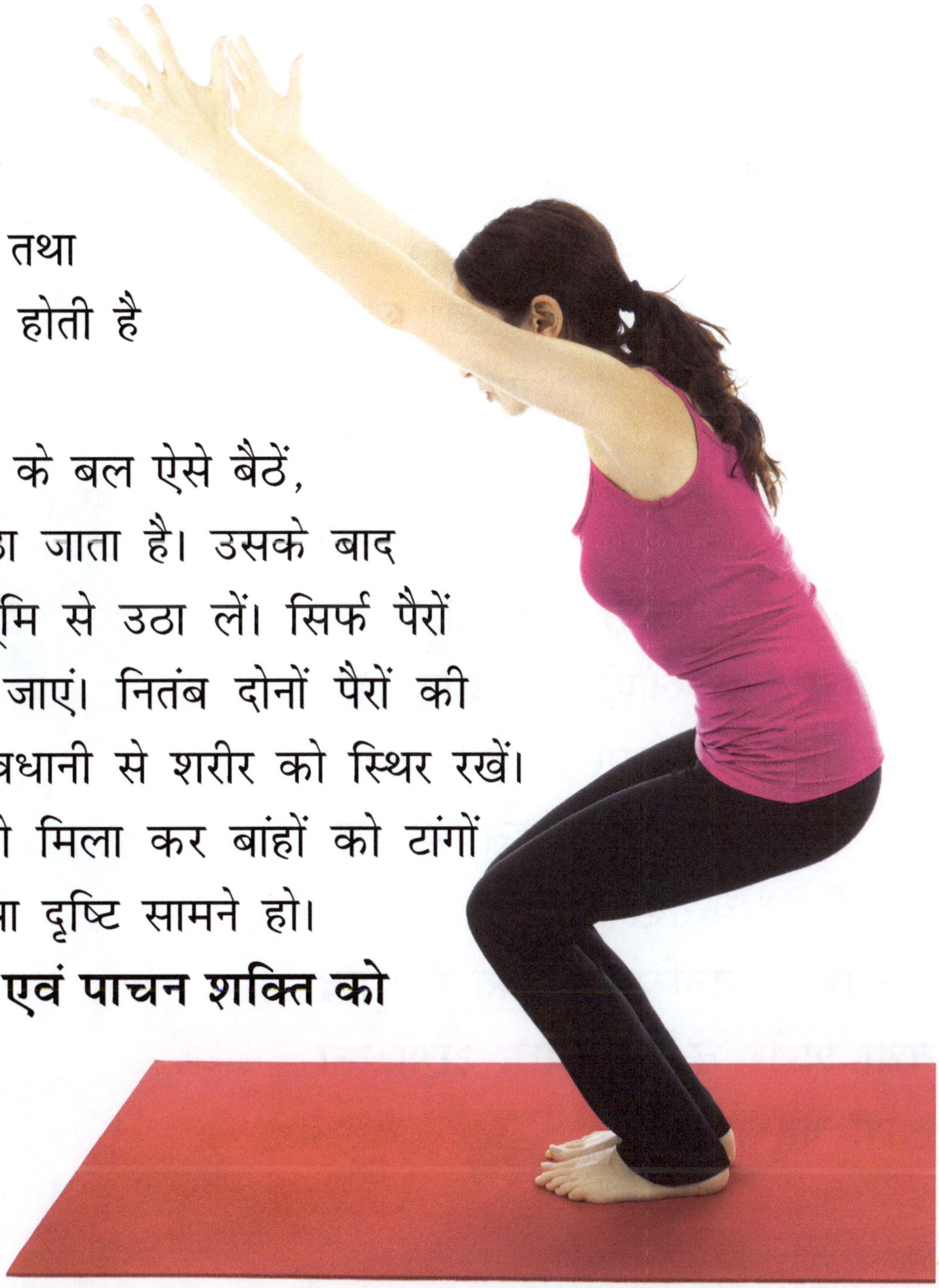

विधि : भूमि पर पैर के बल ऐसे बैठें, जैसे शौच के लिए बैठा जाता है। उसके बाद पैरों की एड़ियों को भूमि से उठा लें। सिर्फ पैरों के पंजों के बल बैठ जाएं। नितंब दोनों पैरों की एड़ियों में रख कर सावधानी से शरीर को स्थिर रखें। दोनों हाथों के पंजों को मिला कर बांहों को टांगों पर सहजता से रखें तथा दृष्टि सामने हो।

लाभ : इच्छाशक्ति एवं पाचन शक्ति को मजबूत बनाता है।

उत्तानासन

यह योगासन करने से हमारे शरीर के अंदर स्थित लिवर और किडनी की क्रियाओं में काफी लाभ पहुंचता है। साथ ही हमारी पाचन शक्ति में भी काफी मजबूती आती है। इसके करने से मानसिक शक्ति में बढ़ोत्तरी होती है और यह तनाव को कम करने में भी सहायक होता है। साथ ही हमें निराशा के भाव से भी मुक्त करता है।

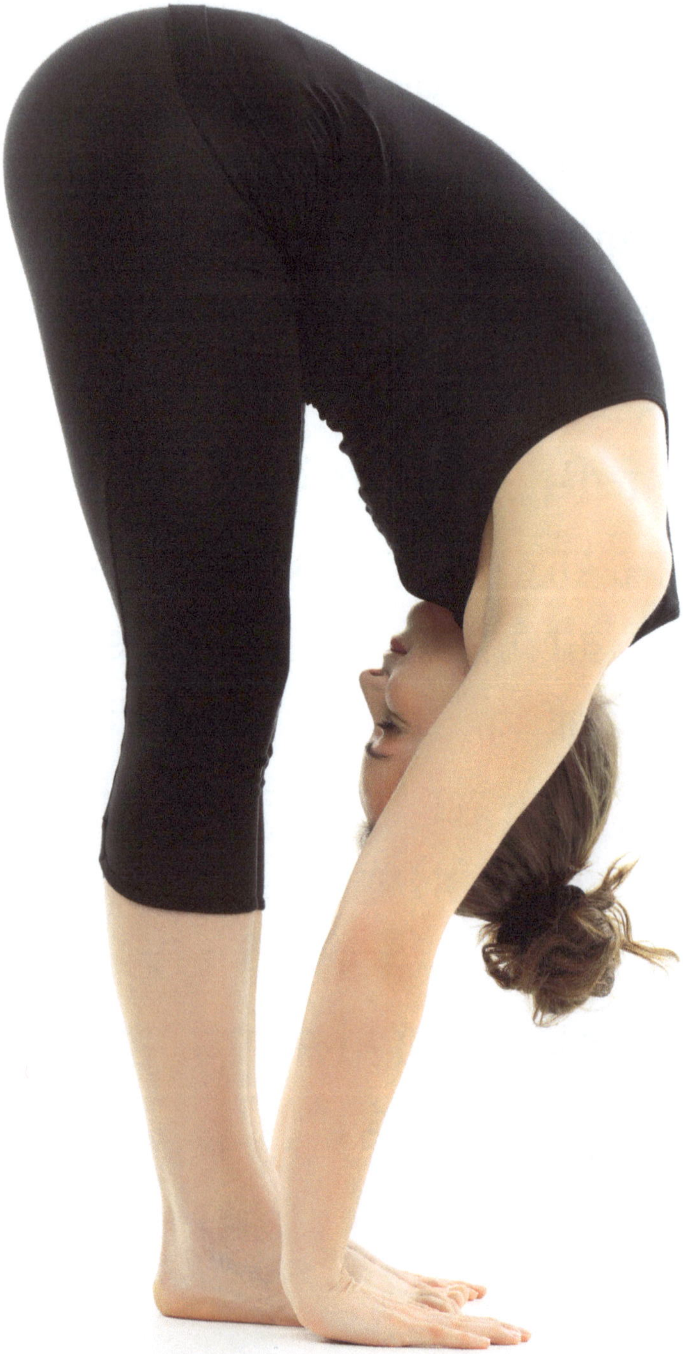

विधि : सीधे खड़े हो जाएं। सांस लेते हुए हाथों को सिर के ऊपर ले जाएं। शरीर को ऊपर छत की ओर खींचें। कंधों को ढीला रखें। शरीर को आगे झुकाएं। पैरों को दृढ़ता से टिकाएं रखें। सिर-गर्दन को जमीन पर आराम की मुद्रा में रखें। हिप्स को छत की ओर उठाएं। हथेलियों को पैर के दोनों तरफ लाएं। सांस छोड़ते हुए पार्श्व भाग को आगे ले जाएं। तलवों को जमीन पर दबाएं। इस मुद्रा को एक मिनट कराएं।

लाभ : मानसिक शक्ति में वृद्धि तथा शरीर के आंतरिक अंगों को लाभ पहुंचाता है।

पादहस्तासन

यह योगासान हमारे पेट एवं कमर को स्वस्थ तो बनाता ही है, साथ ही हमारी पाचन शक्ति को भी मजबूत करता है। सांस की समस्याओं से भी यह मुक्ति दिलाता है। रीढ़ की हड्डी को दुरुस्त रखता है और पृष्ठ भाग को भी शक्तिशाली करता है। शरीर से चर्बी निकालने में भी मदद करता है। गैस से पीड़ित व्यक्तियों को यह आसन जरूर करना चाहिए।

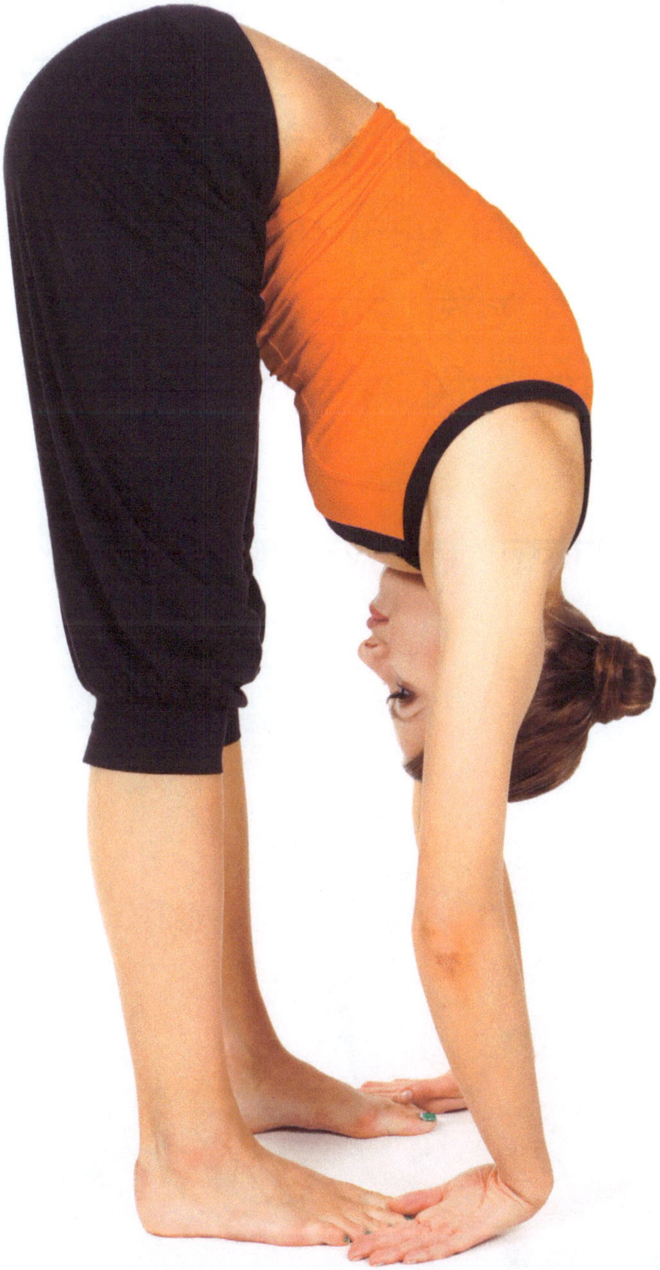

विधि : भूमि पर पेट के बल लेट जाएं। फिर दोनों पैरों को मिला कर ऊपर उठाएं। दोनों हाथों को ऊपर ले जाते हुए सांस को बाहर निकालें, फिर दोनों पैरों के अंगूठों को पकड़ लें। दोनों टांगों मिली रहें। टांगों और हाथों को तानकर सीधा रखें और सिर को टांगों की ओर ले जाएं। टांगे मुड़ने न पाएं। फिर हाथ-पैर खोलकर सांस को निकालते हुए धीरे-धीरे जमीन पर सीधे लेट जाएं और शरीर को ढीला छोड़ें।

लाभ : पेट और कमर को स्वस्थ बनाता है।

धनुरासन

यह योगासन करने से हमारी छाती तो मजबूत होती ही है, साथ ही रीढ़ की हड्डी को भी नई ऊर्जा और ताकत मिलती है। इसे करने से हमारी रीढ़ काफी लचीली हो जाती है और पेट के अन्य अंगों में सक्रियता दिखने लगती है। कमर के दर्द को ठीक करने की दिशा में भी यह योगासन काफी सार्थक परिणाम देता है।

विधि : पेट के बल लेट जाएं। दोनों एड़ियों को मिला कर घुटनों को दोहरा कर लें। टांगों को घुमाकर पीठ की ओर ले जाएं। दोनों हाथों से टखनों को मजबूती से पकड़ें। एड़ियां व पंजे मिले रहें। पंजों को घुटनों की तरफ झुकाएं। पैर को पीछे ढकेलें और हाथों को पीछे की ओर खींचें। घुटने उठने पर जांघों की पूरी तरह उठा दें। ताकि शरीर का सारा भार नाभि से ऊपर निकले भाग पर आ जाये।

लाभ : छाती तथा रीढ़ को लचीला एवं शक्तिशाली बनाता है।

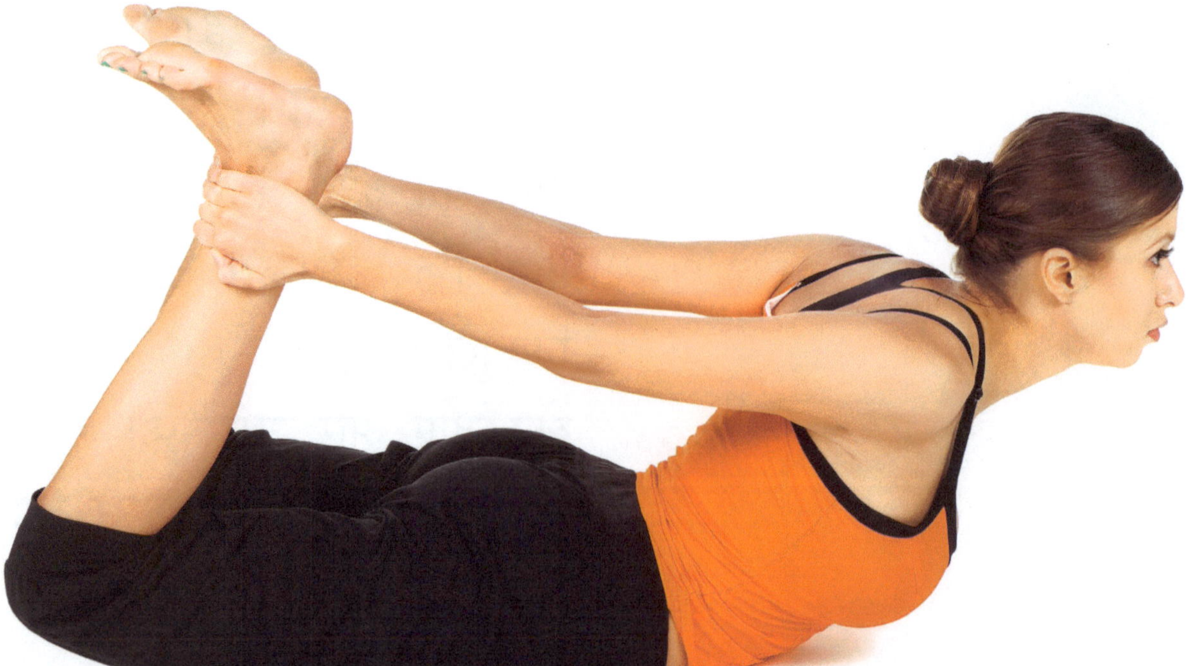

भेकासन

यह योगासन करने से हमारी जंघाओं, नितंबों, घुटनों और पिंडली की मांसपेशियों में नई ऊर्जा का संचार होता है। इसे करने से शरीर काफी स्फूर्तिवान और ऊर्जावान प्रतीत होने लगता है। इसे करने से घुटनों तथा पिंडली के दर्द में भी काफी आराम मिलता है।

विधि : पेट के बल लेट जाएं। पैरों को पीछे की तरफ मोड़ें। फिर हाथों से पैरों को पकड़ें। फिर धीरे-धीरे छाती और सिर को ऊपर उठाएं।

लाभ : शरीर को स्फूर्तिवान एवं ऊर्जावान बनाता है।

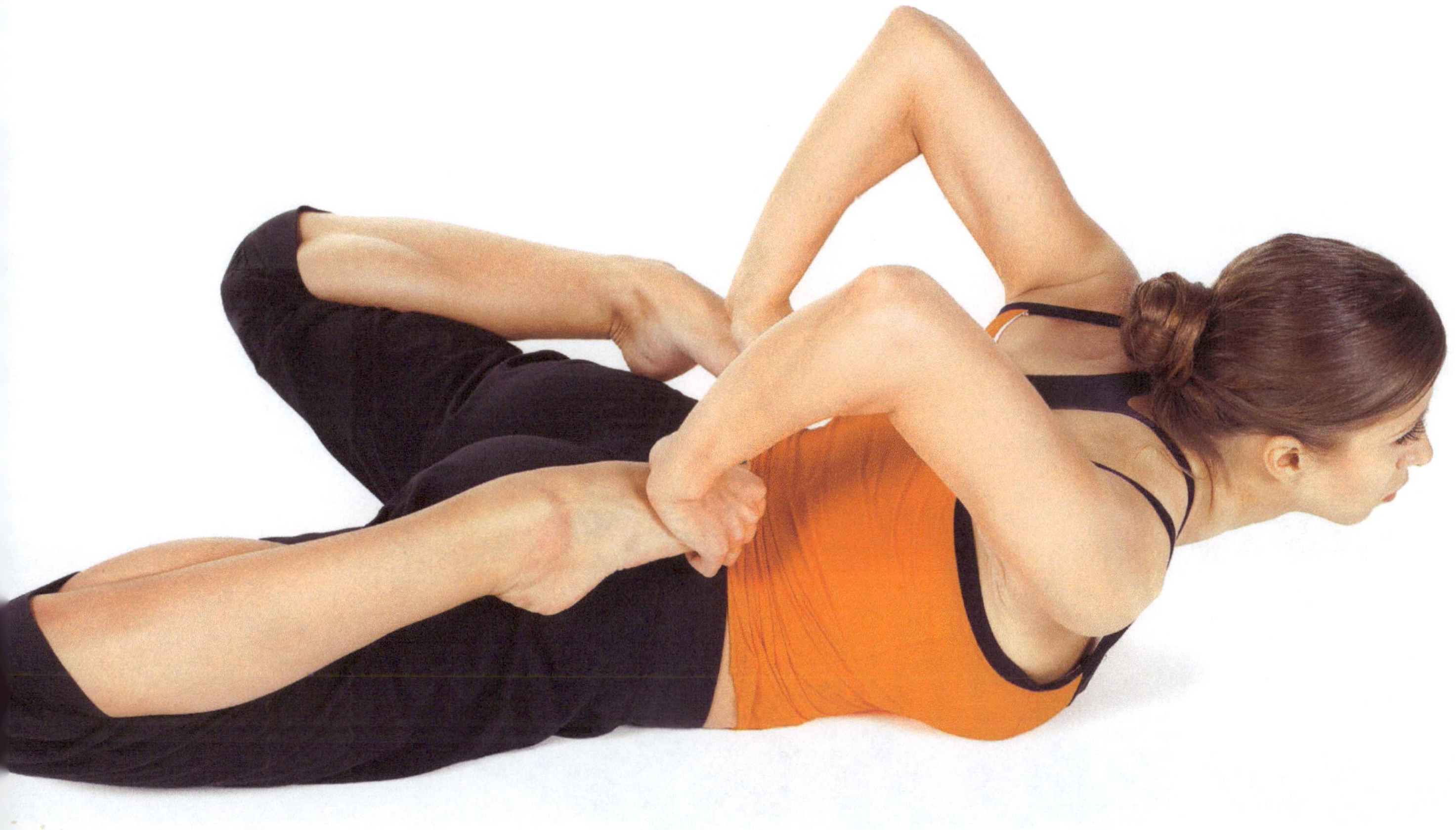

शलभासन

यह योगासन करने से रीढ़ की हड्डी के नीचे वाले भाग में होने वाले सभी रोगों से मुक्ति मिलती है। साथ ही इसे करने से कमर के पिछले भाग में दर्द भी कम होता है। साथ ही इसे करने से हमारी सांस भी ठीक से चलने लगती है और मानसिक थकान भी दूर होती है। यह कमर दर्द व सियाटिका के दर्द के लिए तो विशेष लाभदायक होता है।

विधि : भूमि पर दरी बिछा कर पेट के बल लेट जाएं। सिर से पैर तक सभी अंगों को दंडवत सीधा रखें। पैरों के तलवे और हाथ की हथेलियां ऊपर की ओर रखें। गहरी सांस भर कर हाथों और पैर को ऊपर उठाएं। जांघें उठाएं। जांघें, घुटने, एड़ियां, अंगूठे परस्पर मिले रहें। सांस रोक कर कुछ देर ऐसी स्थिति में बने रहें फिर सांस छोड़ते हुए टांगों को नीचे लाएं।

लाभ : मानसिक थकान को दूर करने में सहायक, बालिकाएं इसे अवश्य करें।

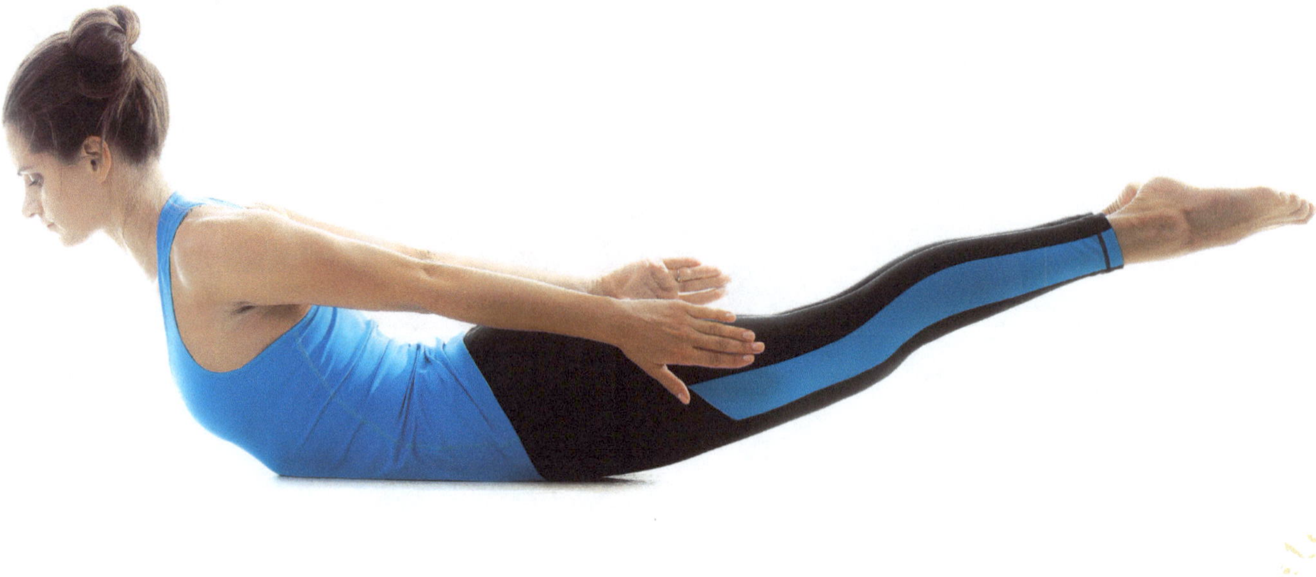

सेतु बंधासन

यह योगासन क्रिया हमारे शरीर में व्याप्त तनाव को कम करने के बहुत काम आती है। यह आसन करने से हमारे सीने, नितंबों, रीढ़ को तो काफी हल्कापन महसूस होता ही है, साथ ही हमारी जंघाओं में काफी शिथिलता का आभास होता है। पेट की बीमारियों में भी लाभदायक है।

विधिः जमीन पर पीठ के बल सीधे लेट जाएं। दोनों पैरों को परस्पर मिला कर ऊपर की ओर उठायें। दोनों कोहनियां जमीन पर जमाकर हाथों की सहायता लेते हुए कंधों से पैरों तक के भाग को ऊपर की ओर साधें। कमर को मजबूती से पकड़ें। दोनों पैरों को जमीन पर रखें। ऐसे में पेट, कमर, घुटने तथा जांघें ऊपर की ओर उठी रहनी चाहिए।

लाभ : तनाव को कम करता है। पेट को ठीक रखता है।

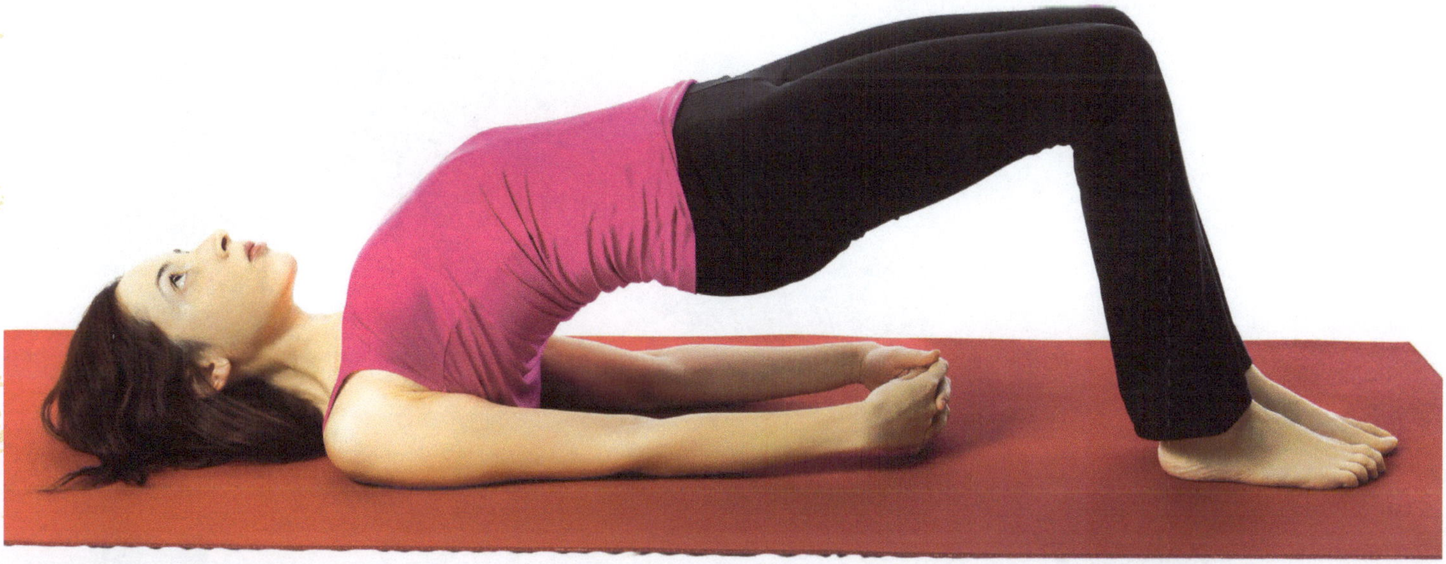

द्विपादविपरीत दंडासन

यह योगासन करने से हमारे शरीर का पिछला हिस्सा काफी मजबूत तो होता ही है साथ ही पूरे शरीर में एक नई तरह की ऊर्जा आने का भी आभास होता है। इससे पूरी रीढ़ में लचीलापन आने लगता है। इसे करने से हमारे अंदर नए तरह के आत्मविश्वास का भी प्रादुर्भाव होने लगता है।

विधि : इसे करने के लिए आपको ऊर्ध्व धनुरासन भी करना आना चाहिए। आप अपनी भुजाओं पर सिर को केंद्रित करें, फिर शरीर को पीछे की दिशा में ले जाएं। इसके लिए यदि शीर्षासन करते हुए शरीर को झुकाएंगे तो उचित रहेगा।

लाभ : रीढ़ में लचीलापन लाता है और शरीर में नई ऊर्जा का आभास कराता है।

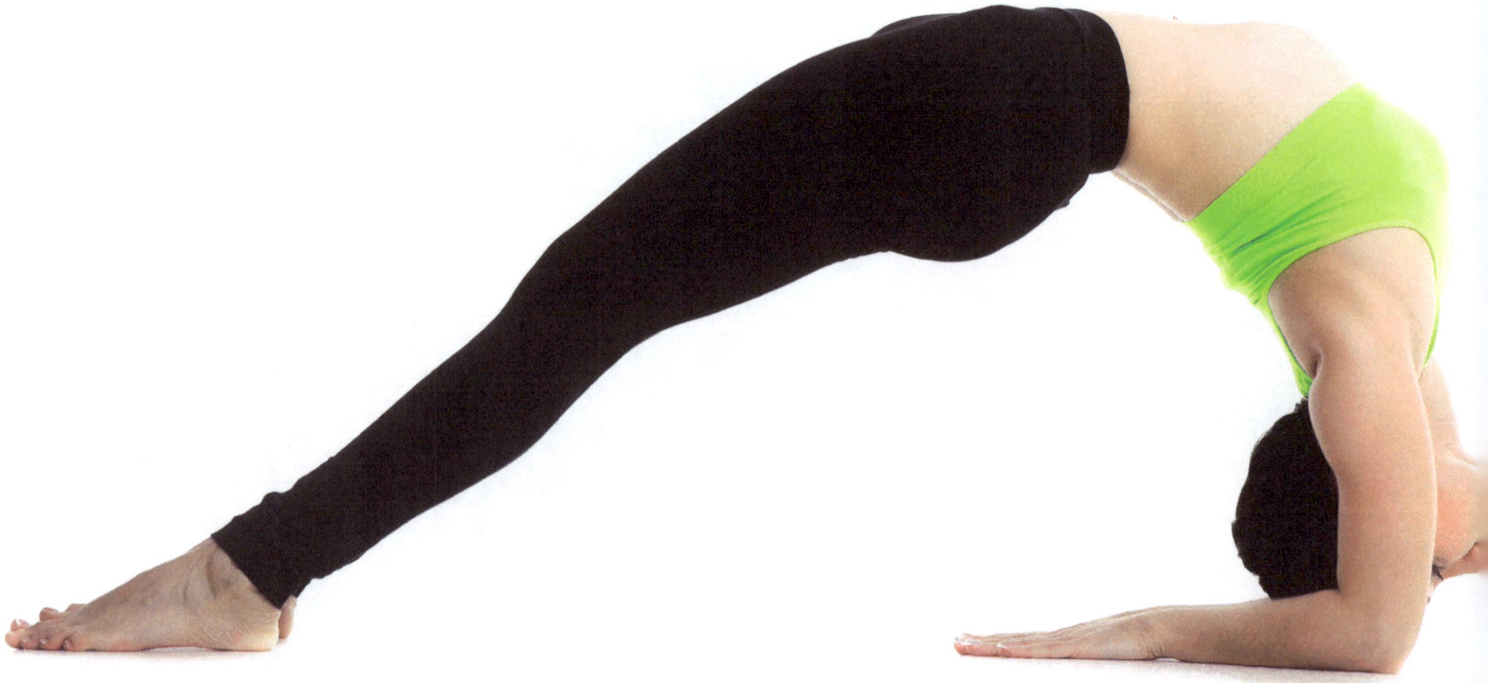

कपोतासन

यह योगासन करने से जहां हमारे रीढ़ के आसपास का हिस्सा हल्का-सा प्रतीत होने लगता है वहीं इसके करने से हमारी छाती में भी फैलाव आने लगता है। इसे करने से शरीर के पीछे की मांसपेशियां मजबूत होती हैं तथा गर्दन और पेट की क्रियाएं भी तीव्र होने लगती हैं।

विधि : घुटनों और हथेलियों के सहारे मेज की मुद्रा में बैठ जाएं। अपने दायें घुटने को मोड़ कर शरीर को बीचों-बीच लाने की काशिश करें। दायें पैर को बाईं दिशा में लाएं। बायें पैर को धीरे-धीरे पीछे ले जाएं। इस अवस्था में बायें पैर का ऊपरी हिस्सा जमीन से लगा होना चाहिए। पेट को धीरे-धीरे नीचे लाएं।

लाभ : छाती को चौड़ा एवं बलशाली बनाता है।

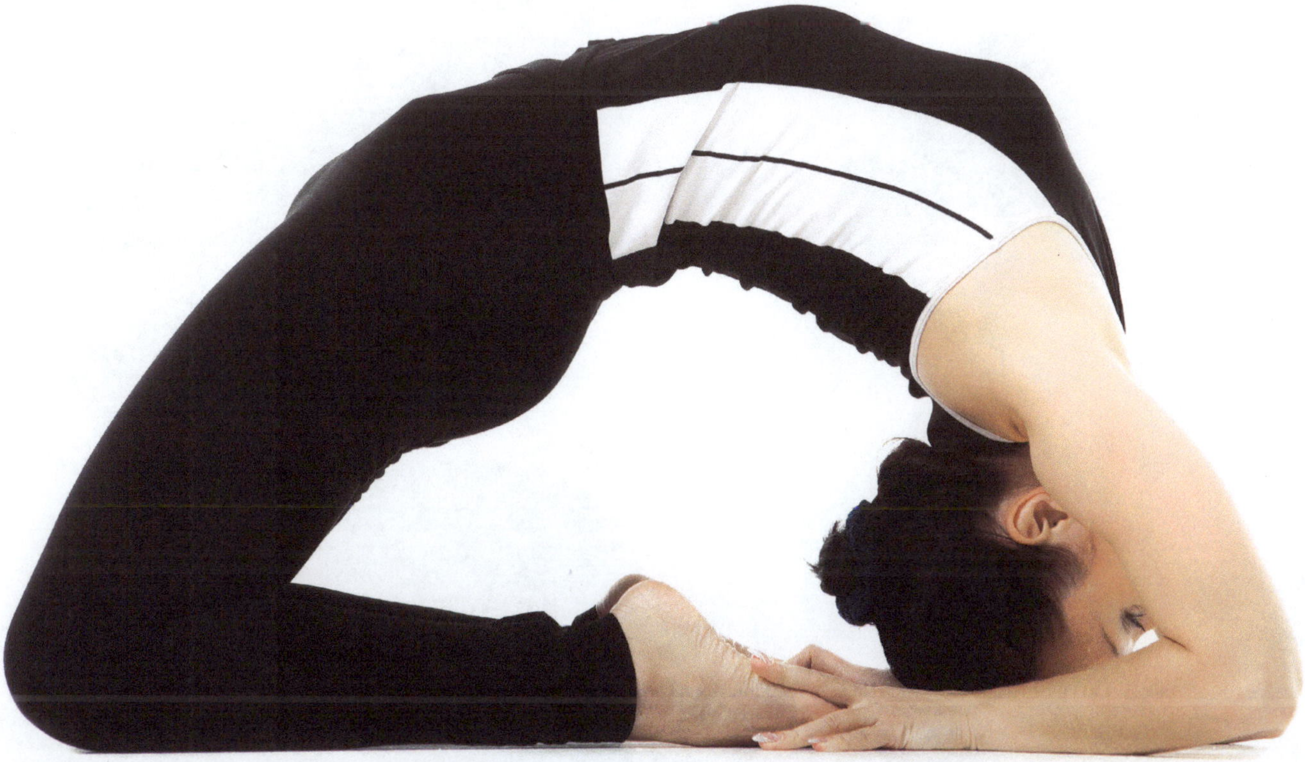

पादांगुष्ठा धनुरासन

यह योगासन करने से हमारे संपूर्ण रीढ़ के भाग तथा पेट के हिस्से में ताजगी का पुट-सा आने लगता है। इसे करने से हमारे गुर्दे सुचारू रूप से काम करते हैं। साथ ही हमारे खड़े होने के ढंग में थोड़ा बदलाव आने लगता है। इससे पृष्ठ भाग और जांघ की मांसपेशियां भी ठीक होने लगती हैं।

विधिः धनुरासन की मुद्रा में आएं। बैलेंस बनते ही पैरों को ऊपर की तरफ ले जाएं। उंगलियां घुटनों की तरफ ले जाएं। कुछ क्षण इसी स्थिति में रहें। फिर धीरे से घुटनों को ढीला छोड़ने लगें। पुनः जैसे थे वाली स्थिति में आ जाएं।

लाभ : संपूर्ण रीढ़ को दुरुस्त रखता है।

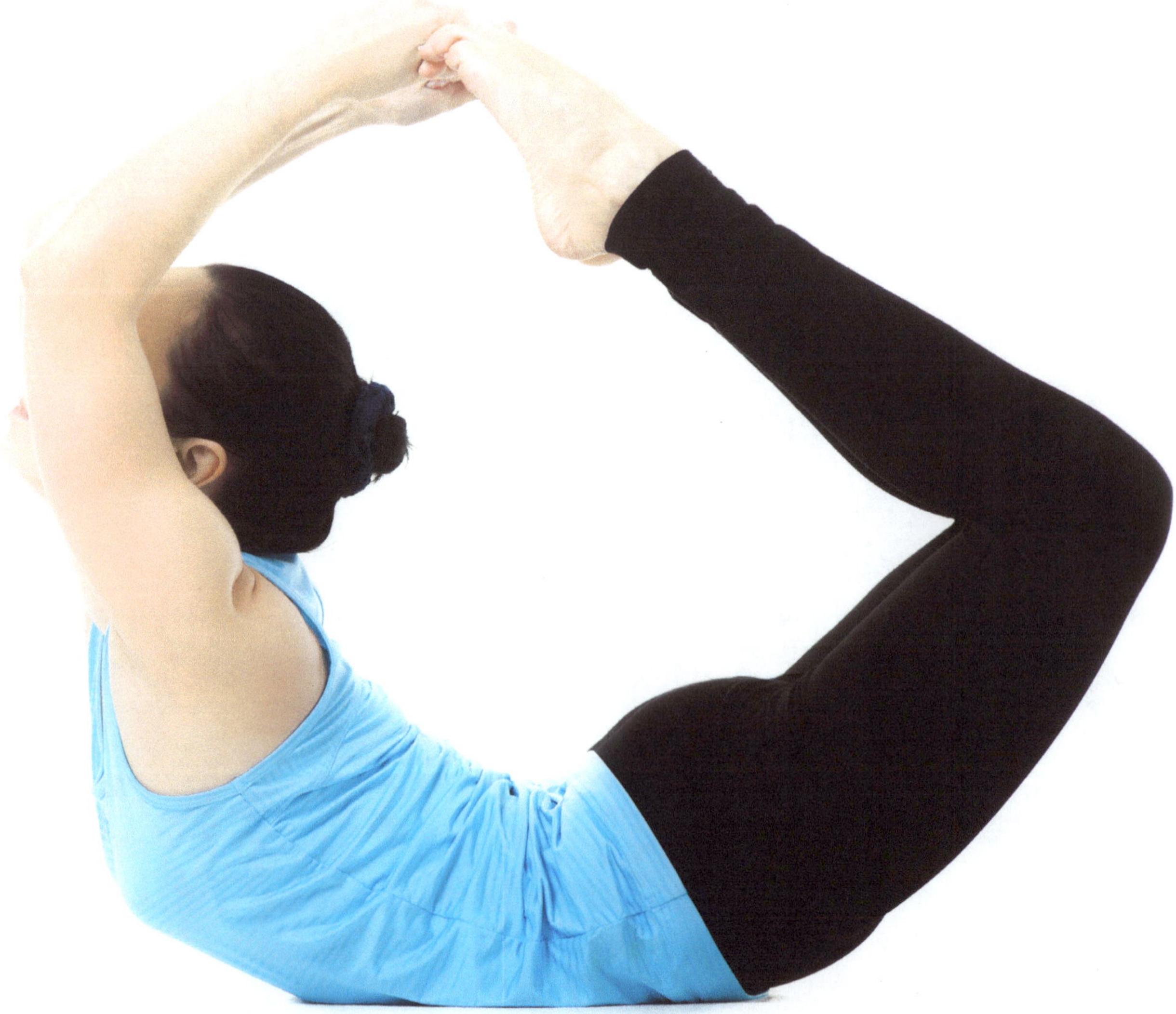

अंजयेनयासन

यह योगासन करने से हमारी पिंडलियों के पृष्ठ भाग में तो लचीलापन आता ही है साथ ही लिवर, गुर्दे तथा पीछे के मांसल भाग में भी थोड़ी शिथिलता आने लगती है।

विधि : शरीर का संतुलन बनाए रखने के मामले में इसे सर्वश्रेष्ठ आसन कहते हैं। सबसे पहले वज्रासन में आराम से बैठ जाएं। फिर घुटनों के बल खड़े होकर पीठ, गर्दन, सिर, जांघों को सीधा करें। इस दौरान बायां हाथ बाईं जंघा पर ही रहेगा। फिर हाथों की हथेलियों को हृदय के पास नमस्कार मुद्रा में रखें। अब सांस अंदर खींचें। सिर पीछे झुकाएं। फिर कमर से पीछे झुकें। इस स्थिति में कुछ देर रहें।

लाभ : शरीर के पिछले हिस्से को मजबूत बनाता है।

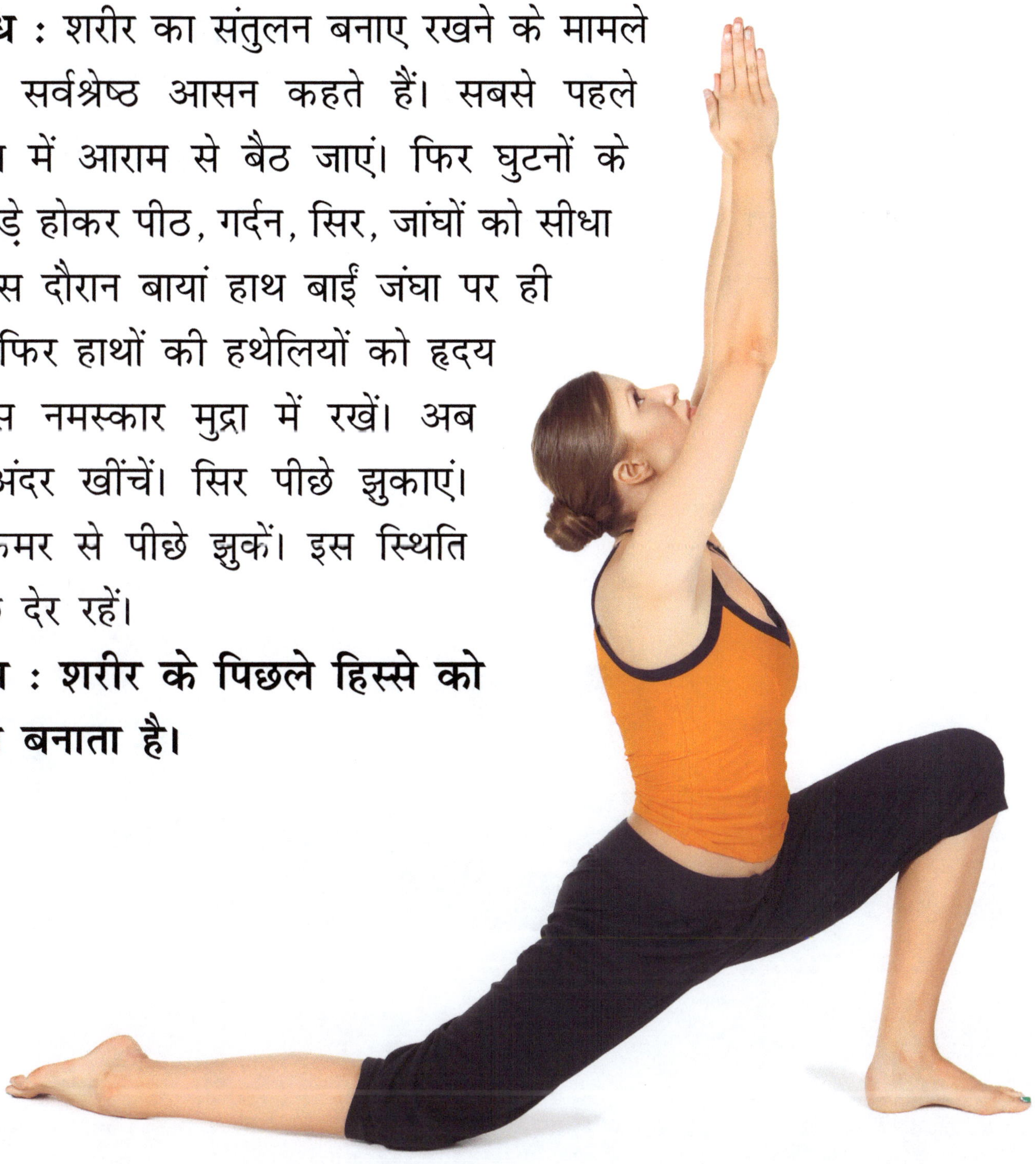

बालासन

यह योगासन करने से हमारे मस्तिष्क को शांति मिलती है, शीतलता मिलती है। साथ ही इसे करने से थकान तो खत्म होती ही है, तनाव का भाव भी समाप्त होता है।

विधिः पेट के बल लेट कर बायें हाथ को सिर के नीचे भूमि पर रखें तथा गर्दन को दाईं ओर घुमाते हुए सिर को हाथों पर रखें। दायें पैर को घुटने से थोड़ा मोड़कर जैसे बालक लेटता है, वैसे लेटकर विश्राम करें। इसी प्रकार यह आसन दूसरी ओर भी किया जाता है।

लाभः मस्तिष्क को शांत रखने में सहायक

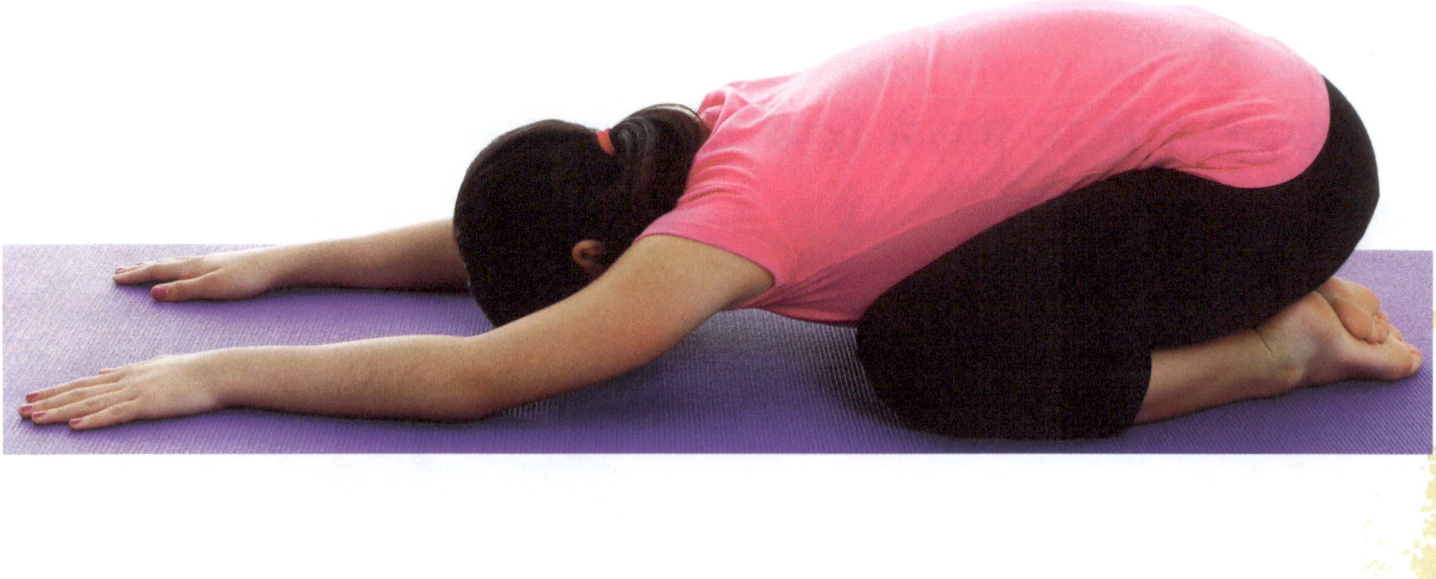

पश्चिमोत्तानासन

यह योगासन क्रिया करने से हमारे पेट की मांसपेशियां मजबूत होती हैं। यह आसन महिलाओं को अवश्य करना चाहिए। यह जठराग्नि को तो समाप्त करता ही है, साथ ही लंबाई बढ़ाने में भी सहायक होता है।

विधि : जमीन पर बैठकर दोनों पैरों को आगे की तरफ सीधे फैला दें। इसके बाद दोनों हाथों को सीधी तनी हुई अवस्था में रखते हुए आगे की ओर झुकें। हाथ पैर सीधे रखें, वे मुड़ने न पाएं। जब इतना अभ्यास हो जाए तो नाक से घुटनों को छूने का प्रयास करें। आसन करते समय पेट को यथासंभव अंदर की ओर खींचे रखना चाहिए।

लाभ : पेट की मांसपेशियां ठीक रखता है। लड़कियां इसे अवश्य करें।

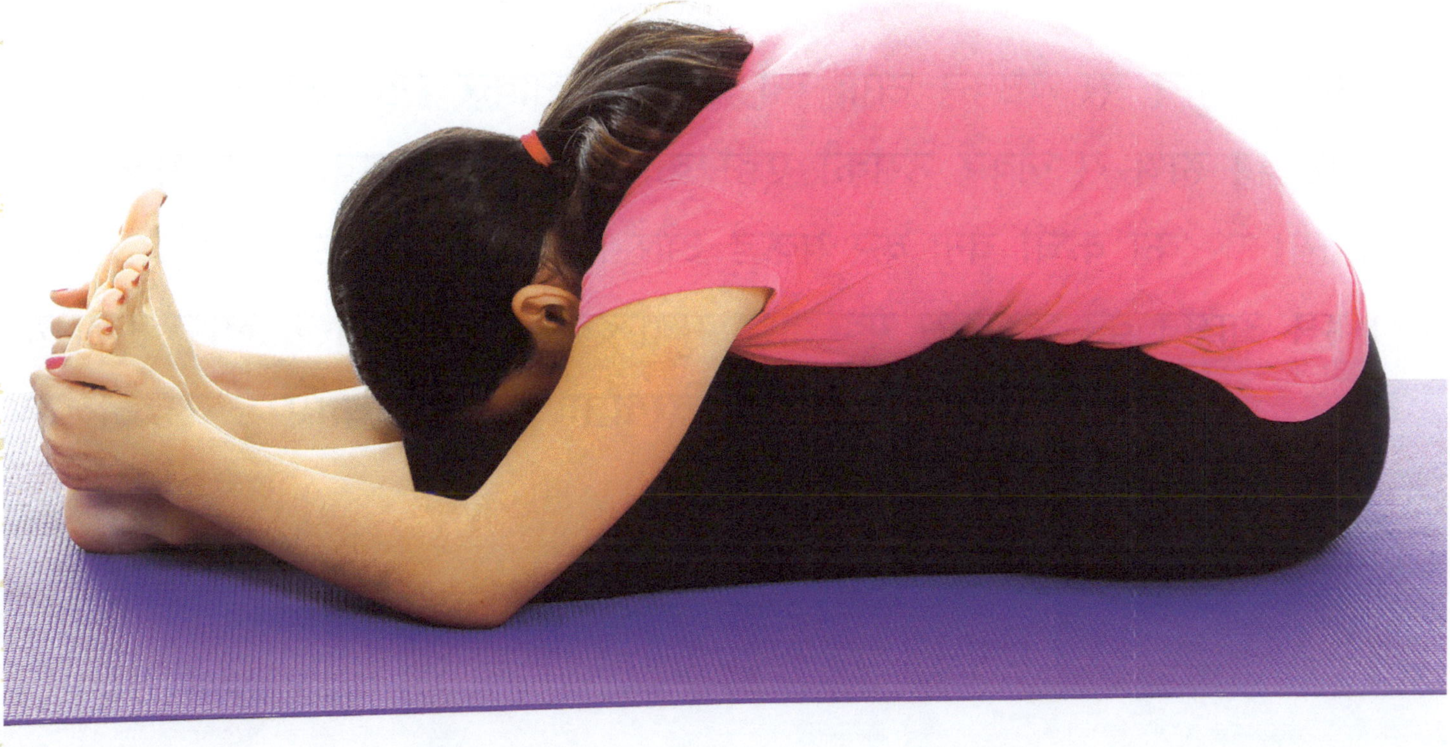

जानु शीर्षासन

यह योगासन करने से लिवर, तिल्ली और गुर्दों के कार्यों में बहुत तेजी से सुधार आता है। यह आसन अवसाद से भी मुक्ति दिलाता है, साथ ही मस्तिष्क को भी शांत रखता है।

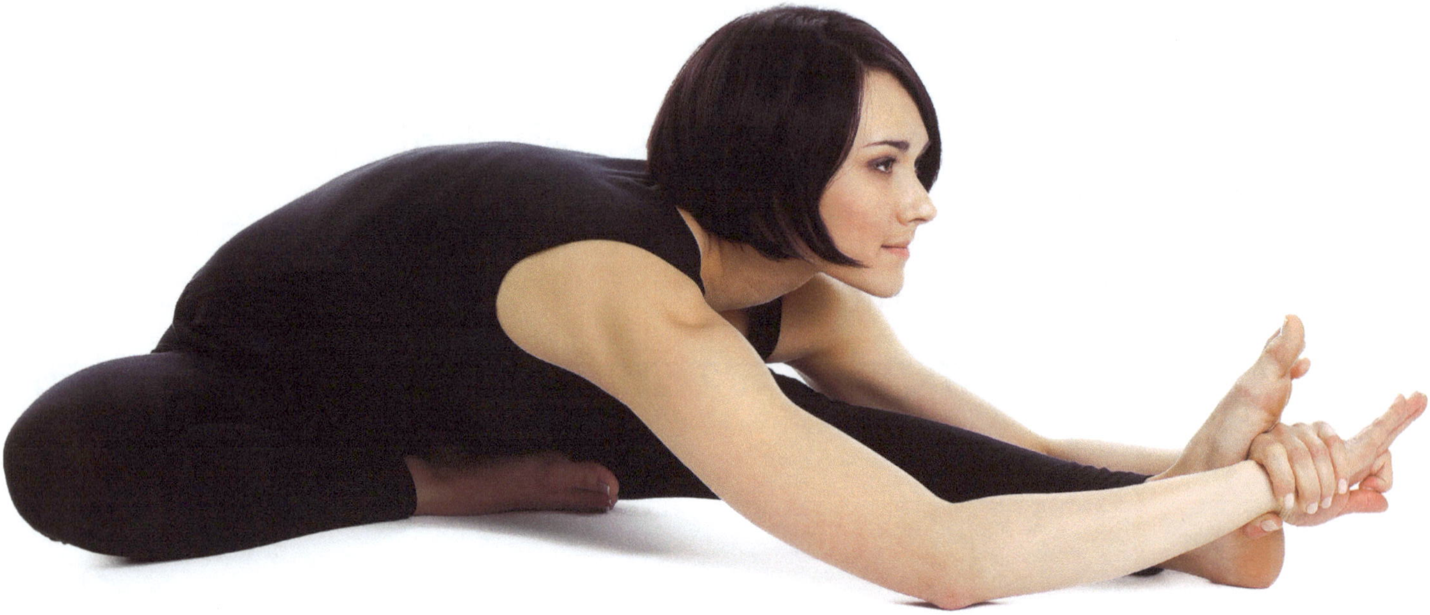

विधि : भूमि पर बैठकर टांगों को सीधा मिलाकर रखें। उसके बाद किसी एक पैर को हाथ से लेकर उसकी एड़ी को गुदा तथा अंडकोष के मध्य भाग में लगायें। पैर को कैंची बना कर पकड़ें और सिर को झुका उस टांग का स्पर्श करें। इस आसन को करने से गुदा तथा मूत्रेन्द्रिय को असाधारण लाभ होता है।

लाभ : अवसाद-निराशा से मुक्ति दिलाता है। बालिकाएं इससे अवश्य करें।

गोमुख पश्चिमोत्तानासन

योगासन की यह क्रिया हमारे शरीर के जोड़ों, नितंबों, जांघों, भुजाओं, सीने, हाथ के निचले हिस्से और सिर के हिस्सों को शिथिल करता है। यह गर्दन के दर्द, पीठ-कमर के दर्द को तो ठीक करता ही है, साथ ही हमारी बाजुओं को भी शक्ति प्रदान करता है।

विधि : इस आसन से कमर, कंधे, पैर पुष्ट होते हैं। इसमें बायें पैर को आगे से मोड़ कर बायें पैर की तरफ इस तरह लागाइए कि गर्दन, पैर की एड़ी नितंब के बगल में लग जाए। फिर दाहिने हाथ को गले के बगल से पीठ की तरफ ले जाएं। अब बायें हाथ को बगल के नीचे से गर्दन की तरफ ले जाएं ताकि हाथ भी आठों उंगलियां आपस में फंसें। ऐसा फिर उल्टी तरफ भी करें।

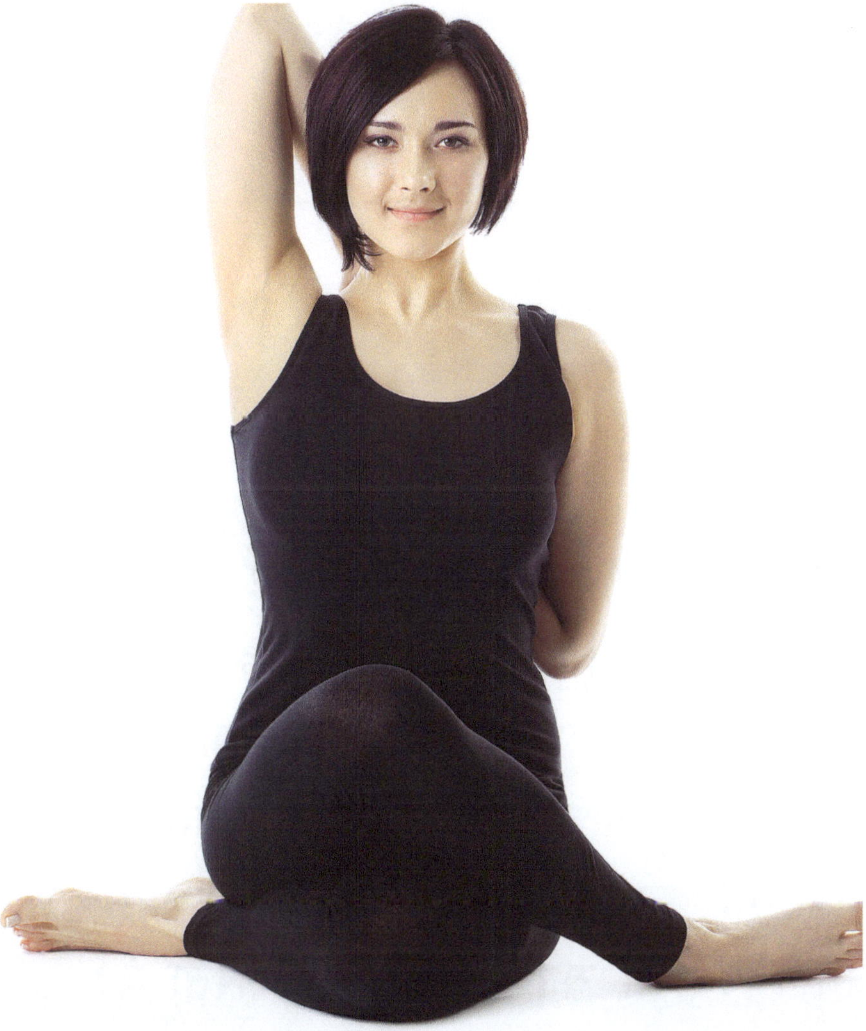

लाभः गर्दन दर्द, कमर दर्द को ठीक करता है।

परिव्रत्ता जानु शीर्षासन

यह योगासन क्रिया करने से आपकी रीढ़ के आसपास का रक्त संचार तो ठीक रहता ही है, साथ ही आपकी पीठ के दर्द को भी काफी आराम मिलता है। पेट के अंदर स्थित अंगों में व्याप्त विषैले पदार्थों को भी यह आसन बाहर निकालने में सहायता करता है। साथ ही उन अंगों में नई ऊर्जा का भी संचार करता है।

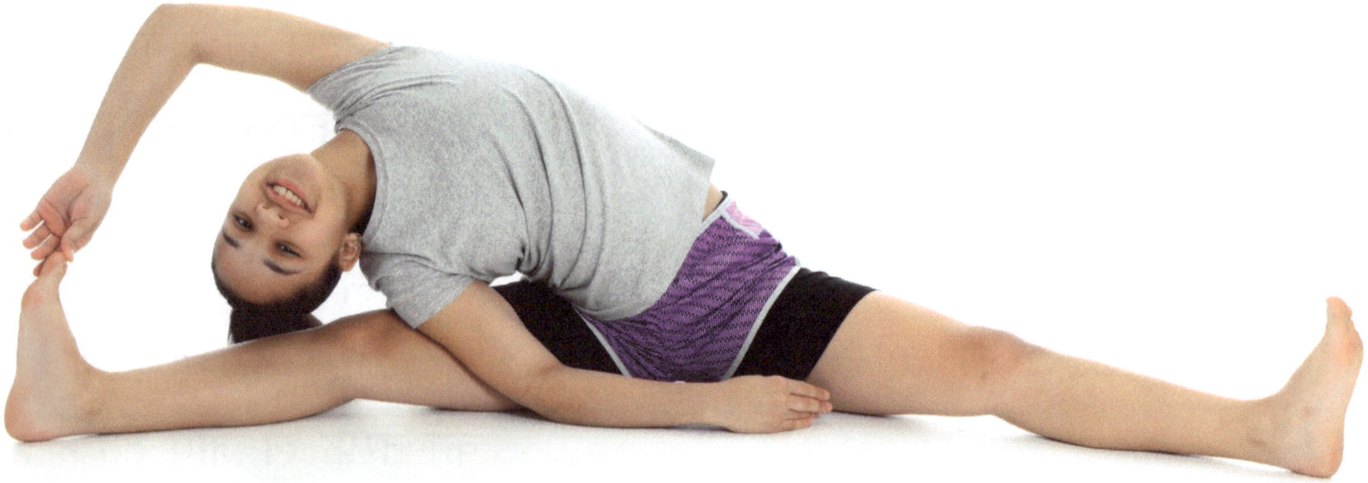

विधि : इस तरह से बैठें ताकि शरीर को मोड़ा जा सके। पैर को 45 डिग्री पर मोड़ें। बायें पैर को नितंब के समीप रखें। दाहिना हाथ दाहिने पैर के पंजे को छुए। बायें कंधे को पीछे ले जाएं ताकि चेहरा आगे की ओर आ सके। ऊपर की ओर देखें। पैर को दोनों हाथों से पकड़े रहें। सांस की गति तेज करें। कुछ देर बाद ऐसा ही दूसरी तरफ भी करें।

लाभः पेट के अंदर के विषैले पदार्थों को निष्कासित करता है।

उथिता बाल आसन

यह योगासन करने से आपके नितंबों, घुटनों एवं जोड़ों का दर्द कम होता है और पूर्व की भांति शिथिल होने लगते हैं।

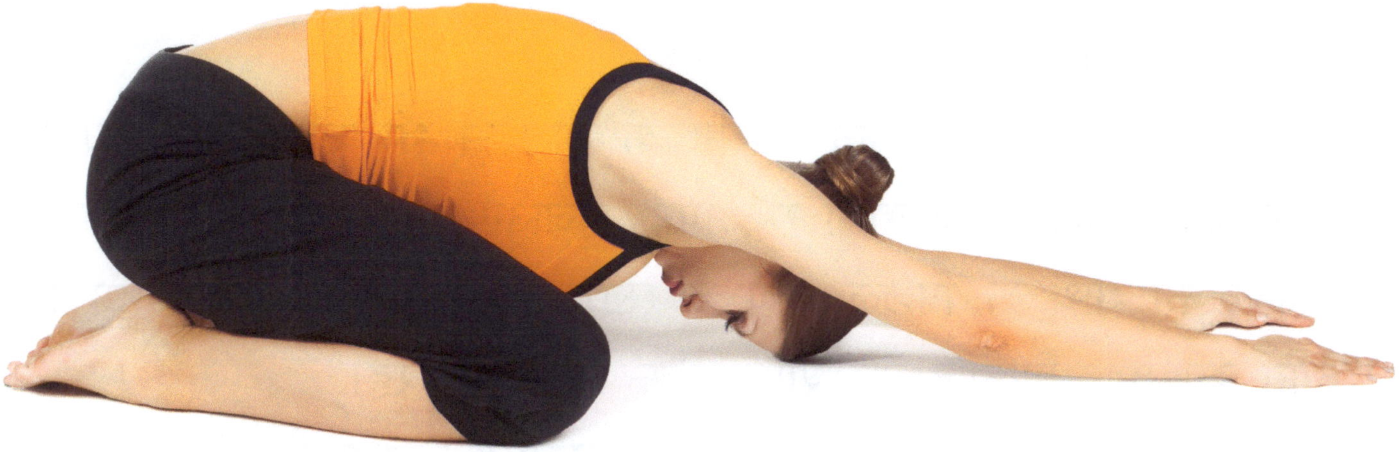

विधि: फर्श पर दरी बिछाकर बैठ जाएं। दोनों घुटनों को मोड़ें और सारा वजन पंजों पर डालें। एक घुटने को फैलाएं। शरीर को आगे की ओर झुकाएं तथा हाथ को फैलाते हुए भूमि से स्पर्श करें। ऐसा करेंगे तो लगेगा कि कमर का सारा भार हाथों में आ गया है। यह 30 सेकेंड या एक मिनट के लिए भी किया जा सकता है।

लाभ : शरीर की थकान को दूर करता है।

हनुमान आसन

यह योगासन पूरी तरह से भगवान श्री हनुमान को समर्पित है। इसे करने सायटिका का दर्द तो ठीक होता ही है, साथ ही पैरों के विकार भी ठीक होने लगते हैं। यह आसन करने से हमारी जांघों की मांसपेशियों में व्याप्त जकड़न भी ठीक होने लगती है।

विधि : वीरासन को हनुमान आसन के नाम से भी जाना जाता है। दोनों घुटनों के बल बैठकर दोनों हाथों से अपनी भुजाओं को अच्छी तरह से पकड़ें। दोनों हाथों को माथे के पिछले भाग में रखें। पीठ को सीधी रखते हुए छाती को आगे की ओर निकाल कर शांतिपूर्वक सांस लेते रहें।

लाभ : पैर के दर्द को दूर करने में सहायता करता है।

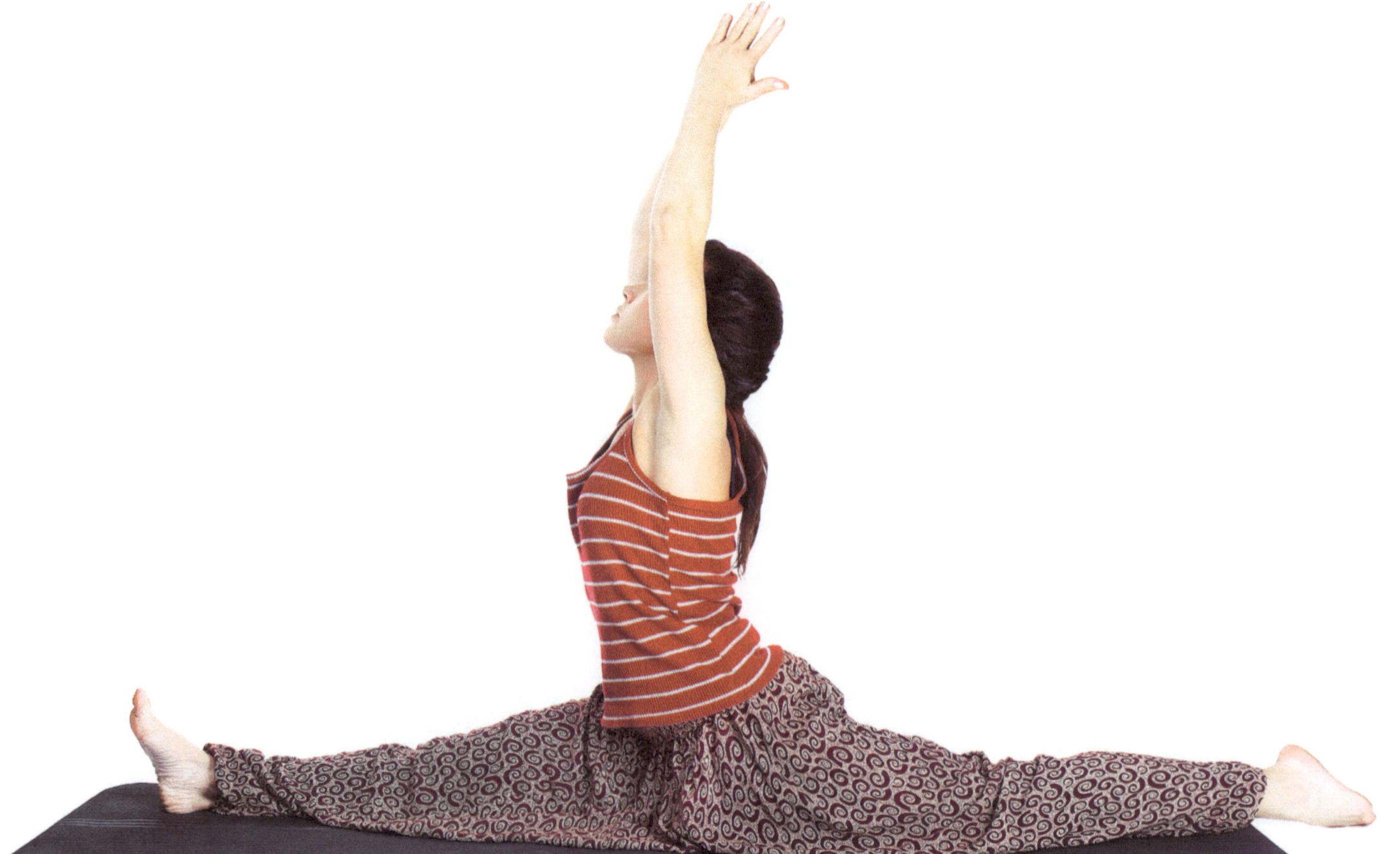

कुंभक आसन

यह योगासन क्रिया करने से हमारी भुजाएं और कलाइयां तो मजबूत होती ही हैं, साथ ही पेट की मांसपेशियों में व्याप्त जकड़न भी ठीक होती है। यह आसन करने से हमारे शरीर में आस्तिक ऊर्जा का भी संचार होता है, साथ ही मन भी हल्कापन महसूस करता है।

विधि : सांस को रोककर रखने की क्रिया को कुंभक कहते हैं। घुटनों व हाथों के सहारे झुकें। नाक से सांस लें। हाथों के सहारे शरीर को ऊपर नीचे करना शुरू करें। ध्यान रहे पैरों की मुद्रा एक जैसी ही रहेगी। फिर धीरे-धीरे ऐसा करते समय सांस को रोकने का भी प्रयास करते रहें।

लाभ : यह आसन करने से शरीर काफी हल्का हो जाता है।

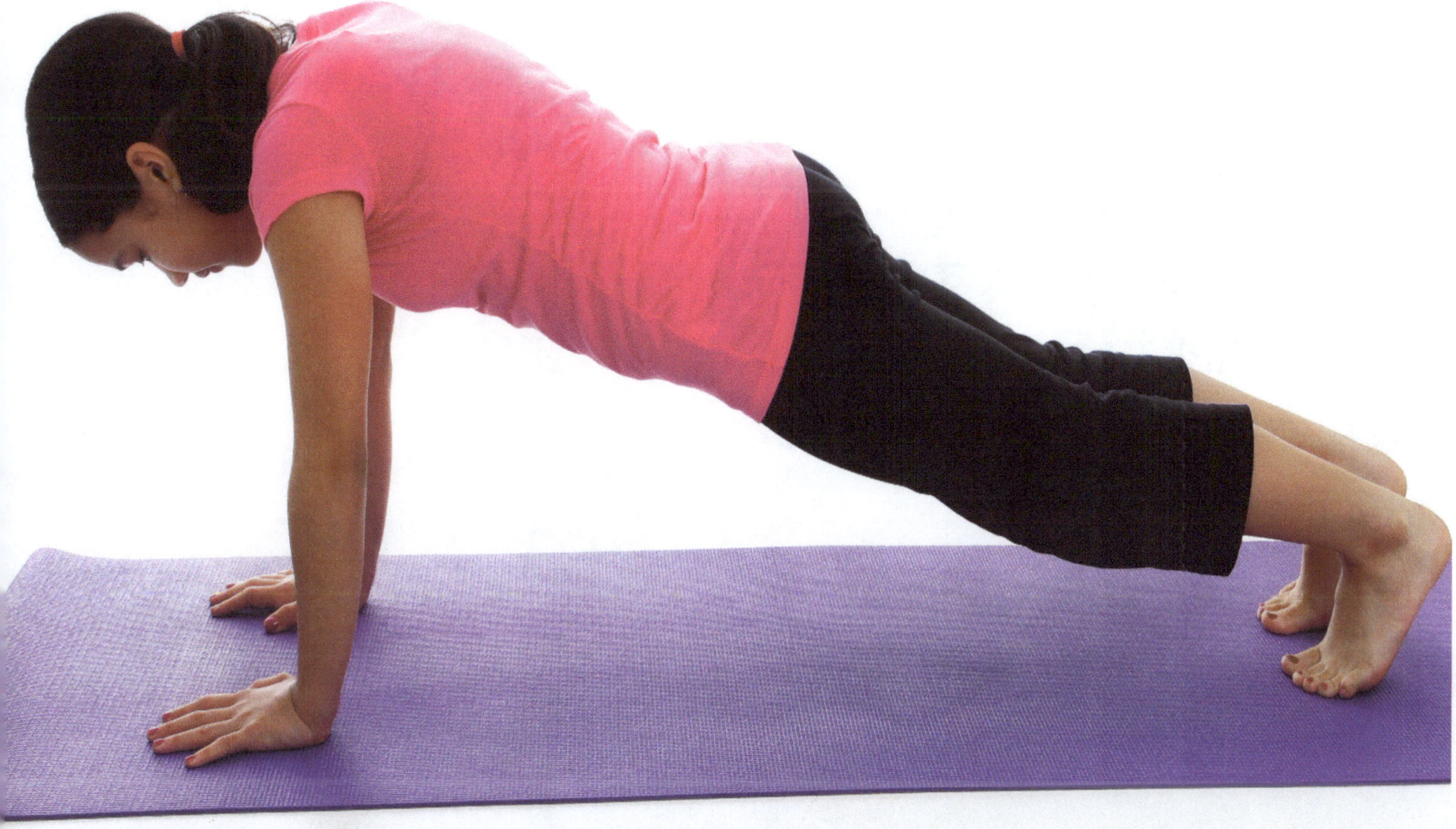

एकपाद शीर्षासन

यह योगासन करने से पेट के आसपास के अंगों की रक्त संचार पद्धति तो दुरुस्त होती ही है, साथ ही मेरुदंड का क्षेत्र भी इससे अछूता नहीं रहता है। इस आसन को करने से आपका हीमोग्लोबिन भी बेहतर होने लगता है। साथ ही शरीर और मस्तिष्क भी शक्तिवान होने लगते हैं।

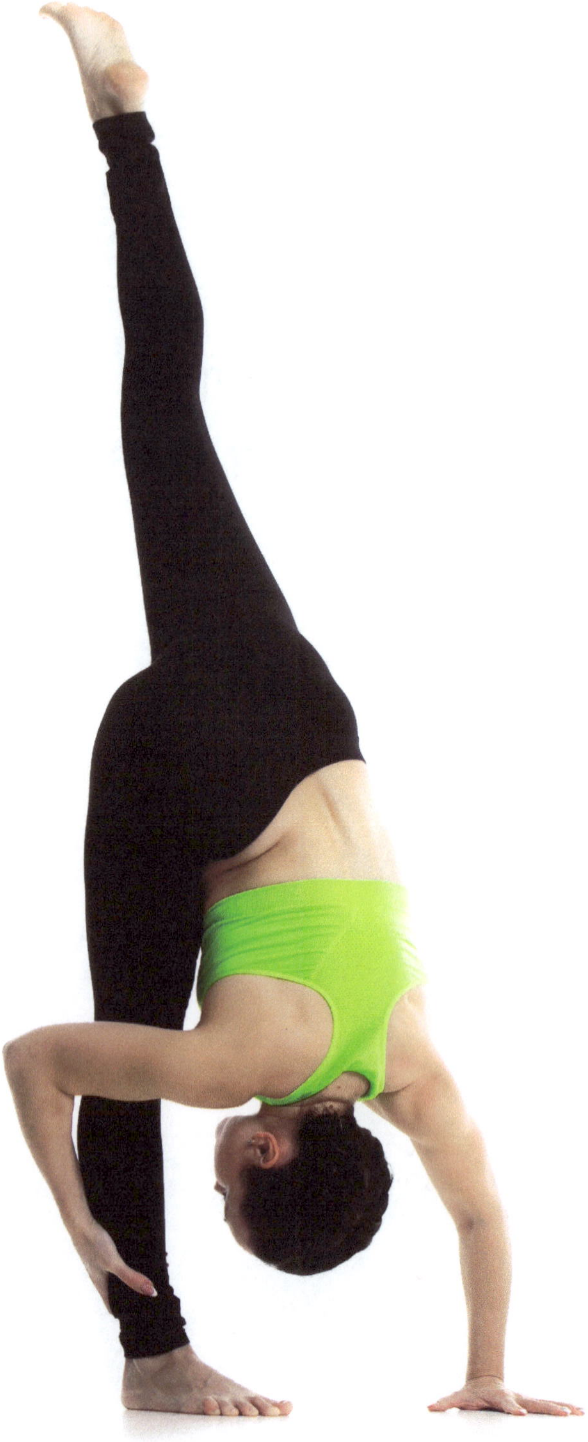

विधि : सावधान की मुद्रा में आएं। दोनों कंधों को सिर की ओर ऊपर ले जा कर हाथों की उंगुलियां मिला दें। ताड़ासन की मुद्रा में खड़े हो जाएं। कमर सीधी रखें। सांस लेते हुए कंधों को ऊपर खींचें। कमर के सामने 90 डिग्री पर झुकें। दाहिने पैर का संतुलन बनाते हुए पैर को पीछे की ओर व हाथों को आगे लाएं। बायें पैर को कंधे की सीध में रखें। पैर को भूमि पर टिकाएं। फिर सावधान की मुद्रा में आएं।

लाभ : हीमोग्लोबिन के स्तर को बेहतर करता है। बालिकाओं के लिए अति लाभदायक ।

अधोमुख श्वानासन

यह योगासन करने से आपके शरीर में व्याप्त थकान दूर होती है। सांस की गति भी ठीक होने लगती है। इसे करने से आपके मस्तिष्क और शरीर में प्रवाहित होने वाला रक्त संचार भी ठीक रहता है। यह आसन उन महिलाओं के लिए बहुत ही अच्छा रहता है जो मीनोपाज के बाद से ठीक नहीं रहती हैं।

विधि : कुत्ते की तरह झुकी हुई अवस्था से सिर में परिसंचारण अच्छे से होता है। इसे करते समय शरीर का वजन पैरों के पीछे डालना चाहिए। बाजू कलाई ढीली रखें। इसमें मेरुदंड झुकना नहीं चाहिए। मेरुदंड और हाथ को सीध में रखें। पैरों की स्थिति इस प्रकार हो कि पेडू के पास वी जैसी आकृति बने। घुटने–कोहनी को भी हमेशा ढीला रखें।

लाभ : थकान को दूर करने में मददगार

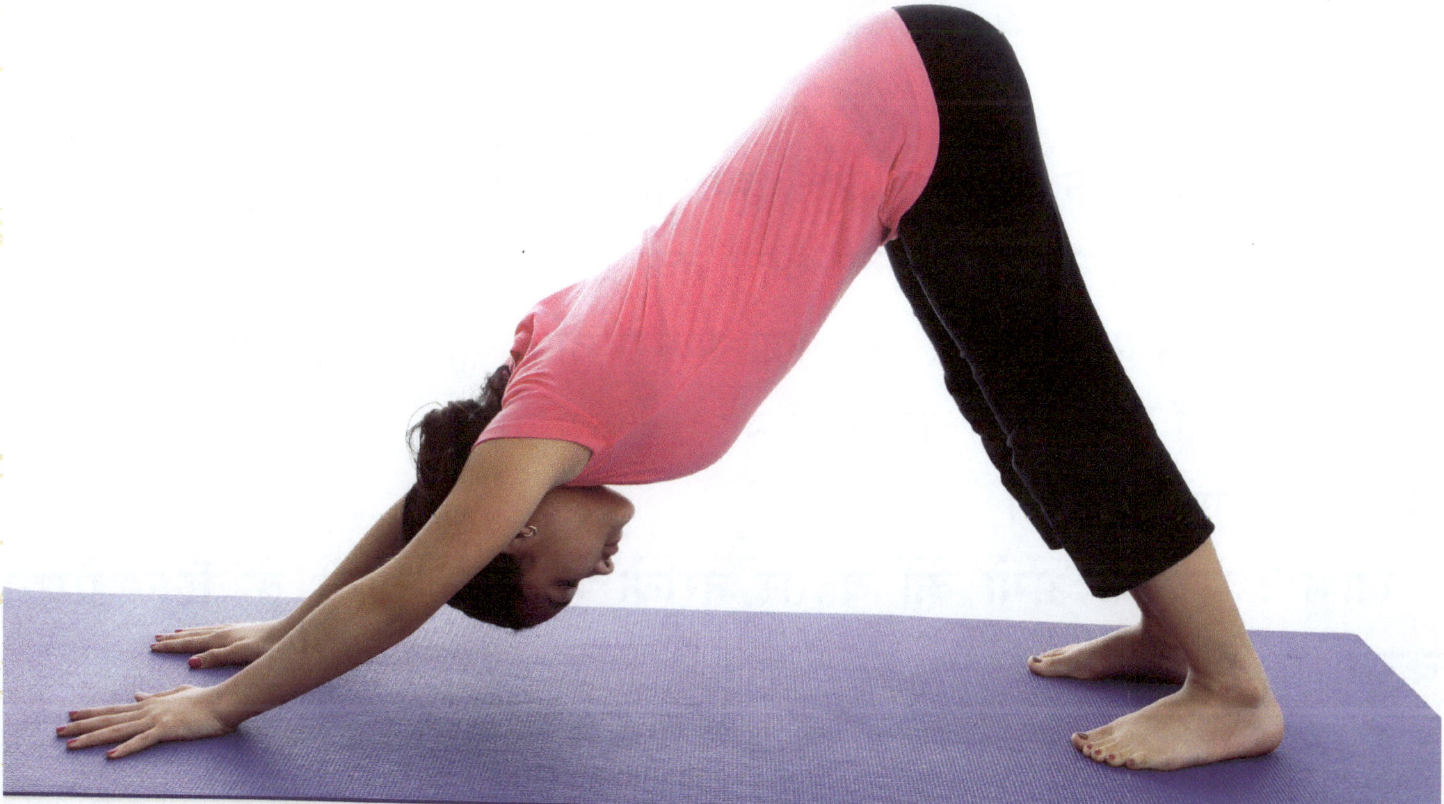

सुप्त कूर्मासन

यह आसन करने से आपकी कमर के निचले हिस्से का दर्द ठीक रहता है। पेट के अंदर के अंग और स्नायुतंत्र भी ठीक से काम करने लगता है। इसके करने से हमारे शरीर में मौजूद चर्बी की मात्रा भी कम होने लगती है, साथ ही कफ दोष से भी मुक्ति मिलती है।

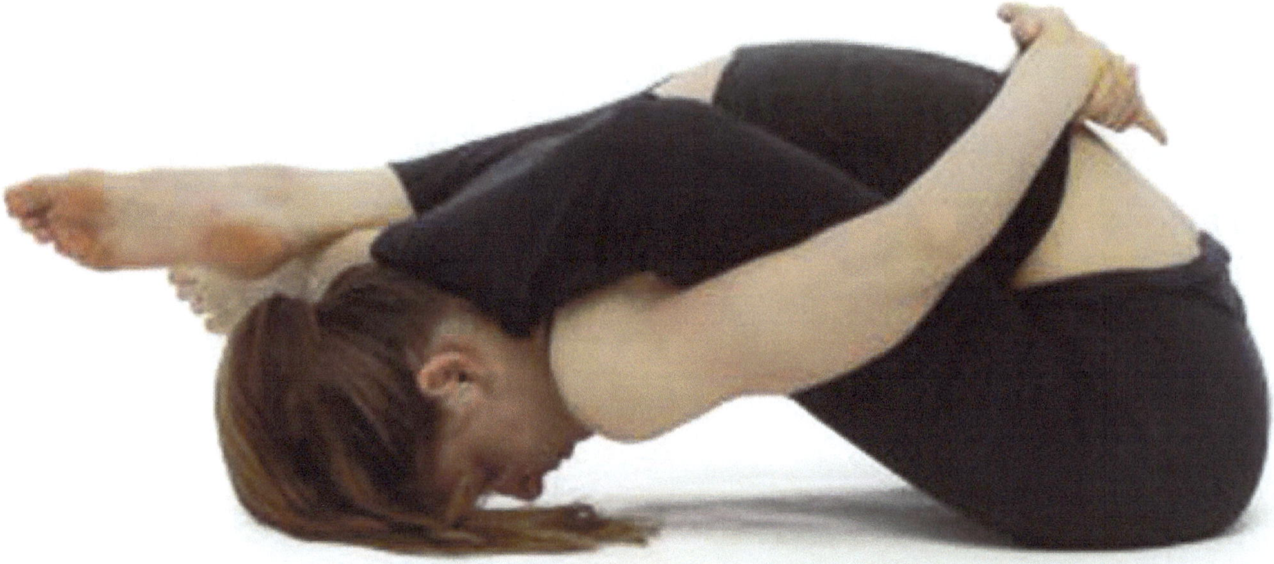

विधि : यह एक तरह से सोते हुए कछुए की स्थिति बनाता आसन है। दरी पर बैठ जाएं। अब कमर को आगे तक झुकाएं ताकि सिर घुटनों तक आ जाए। बायें हाथ से बायें पैर का पंजा पकड़ें और दाहिना हाथ पीछे से कमर पर लाएं। दोनों हाथों को आपस में जोड़ें। फिर पैरों को सिर के ऊपर से ले जाएं। हाथ मिलाए रखें।

लाभ : पेट के अंगों को बेहतर तरीके से काम करने के लिए प्रेरित करता है।

योग निद्रासन

यह योगासन मांसपेशियों के और रीढ़ के अंदर के दर्द एवं दोषों को भी ठीक करने में सहायक होता है। इससे हमारा पूरा शरीर स्वस्थ रहता है। इसे करने से हमारी पाचन क्रिया तो बेहतर रहती ही है, साथ ही पेट के अंग भी अच्छा काम करने लगते हैं।

विधि : दोनों पैर लगभग एक फुट की दूरी पर हों, हथेली कमर से छह इंच

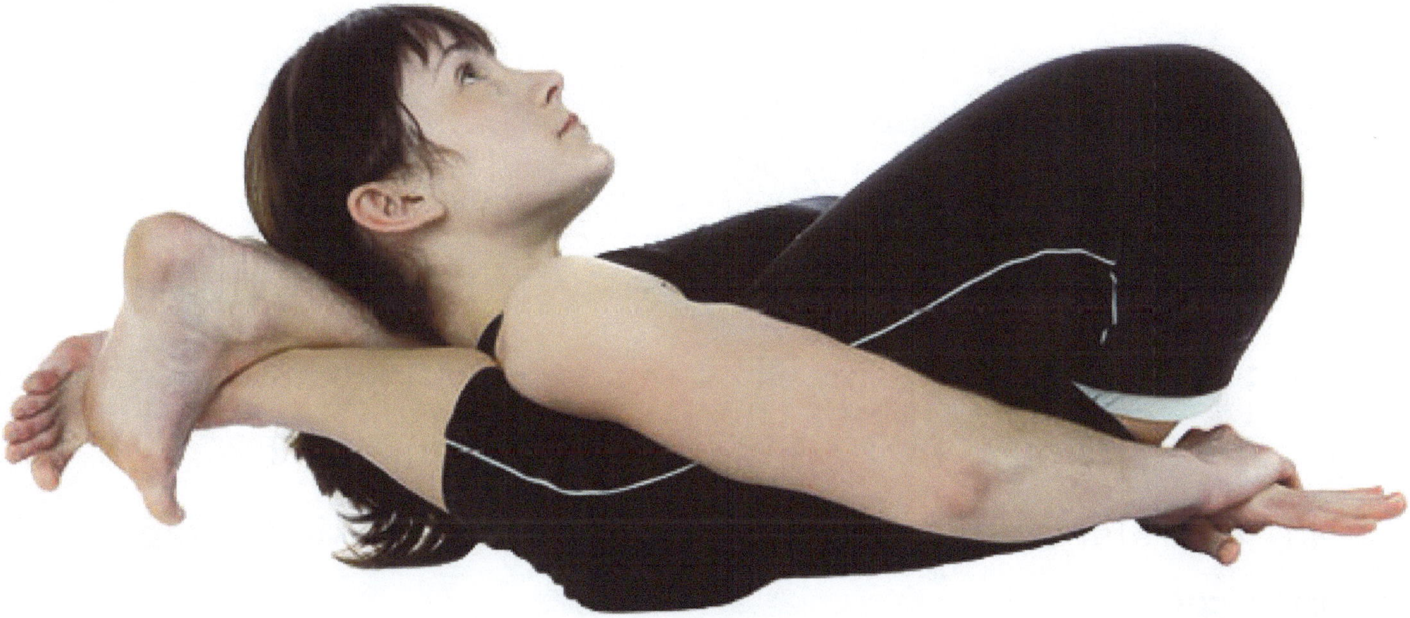

दूर रहे और आंखें बंद। शरीर को हिलाना नहीं है। शरीर को शिथिल करें। पूरी सांस छोड़ें और लें। कल्पना करें कि आप समुद्र किनारे योगनिद्रा कर रहे हैं।

लाभ : पेट को ठीक रखता है और शरीर को फिट।

उपविष्ट कोणासन

यह आसन करने से हमारे पृष्ठ भाग में व्याप्त जकड़न ठीक होने लगती है। पेट और बाजुओं की जकड़नें भी इससे ठीक होती है। इसे करने से हमारा स्टेमिना भी बढ़ता है। मासिक धर्म की समस्याओं का निवारण भी इसी आसन से मिलता है।

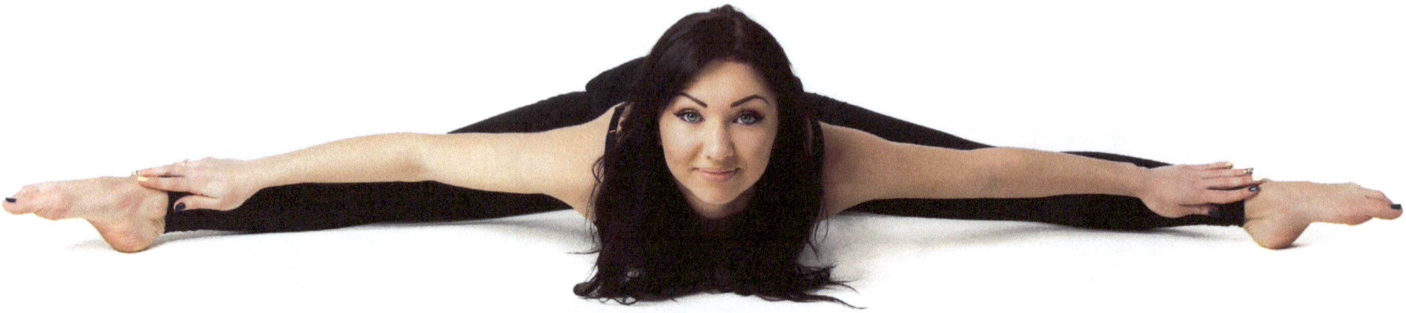

विधि : चटाई बिछा कर बैठ जाइए और अपनी टांगों को खोल लीजिए। इस मुद्रा में आपकी पीठ एकदम सीधी होनी चाहिए और टांगों के बीच 3-4 फीट का अंतर होना चाहिए। सांस लीजिए और अपने हाथों को ऊपर ले जाइए। बाजू सीधी रहें।

लाभ : हमारा स्टेमिना बढ़ाने में सहायता करता है।

ऊर्ध्व उपविष्ट कोणासन

यह योगासन करने से भी हमारा स्टेमिना काफी बढ़ने लगता है, साथ ही कमर दर्द में भी आराम मिलता है। शरीर में एक नये तरह के द्रव्य का भी संचार होने लगता है।

विधि : फर्श पर दरी बिछाएं व बैठ कर दंडासन की मुद्रा में आएं। पैरों को खोलकर फैला लें। फिर दोनों हाथों से पैरों के अंगूठे को छूने का प्रयास करें। ऐसा करने से कमर पर जोर पड़ेगा, लेकिन आप कर सकते हैं। ऐसा करने के पश्चात सिर को आगे की तरफ झुकाने का प्रयास करें। लंबी सांस लें, फिर छोड़ें।

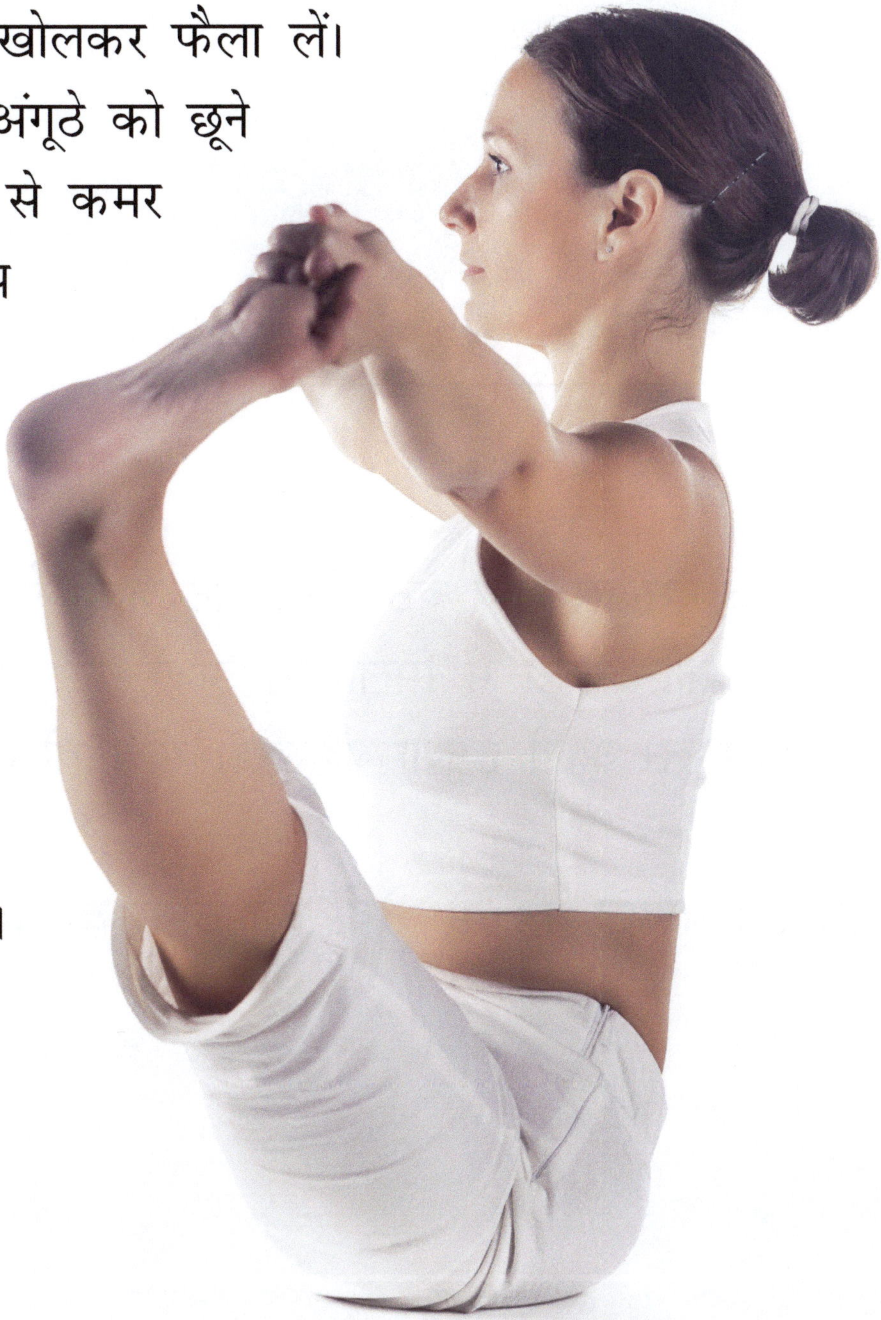

लाभ : शरीर में नए तरह के द्रव्य का संचार करता है। उत्साह बढ़ाता है।

सुप्तबद्ध कोणासन

यह योगासन हमारे पाचन तंत्र में आए तमाम तरह के दोषों को तो दूर करता ही है, साथ ही तमाम तरह की अनियमितताओं का भी निवारण करता है। यह हमारे हृदय को भी ठीक रखता है और तनाव को भी काफी कम करता है।

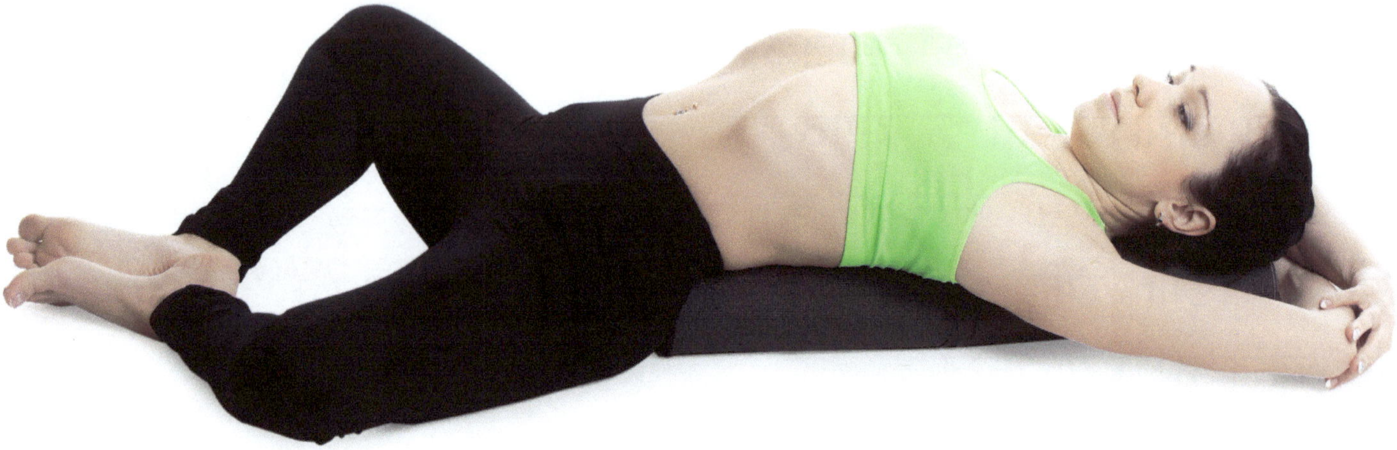

विधि : दरी पर सीधे बैठें, फिर लेट जाएं। पैरों को फैलाएं। घुटनों से मोड़ें और पंजों को आपस में मिला लें। हाथों को भी फैला लें। उन्हें खुला रखें। गहरी सांस लें। आंखें हमेशा बंद रखें। बीच-बीच में पैरों को खोल भी सकते हैं।

लाभ : पाचन तंत्र के दोषों को ठीक करता है और तनाव कम करता है।

चतुरंग दंडासन

यह योगासन पेट को ठीक करने के लिए सर्वश्रेष्ठ परिणाम देनेवाला माना जाता है। इसे करने से हाथ और कलाइयां मजबूत होती हैं। यह आसन आपके शरीर में ताजगी लाने और मांसपेशियों में निखार लाने के लिए भी उत्तम है, साथ ही इससे आपकी भुजाएं भी बलिष्ठ बनती हैं।

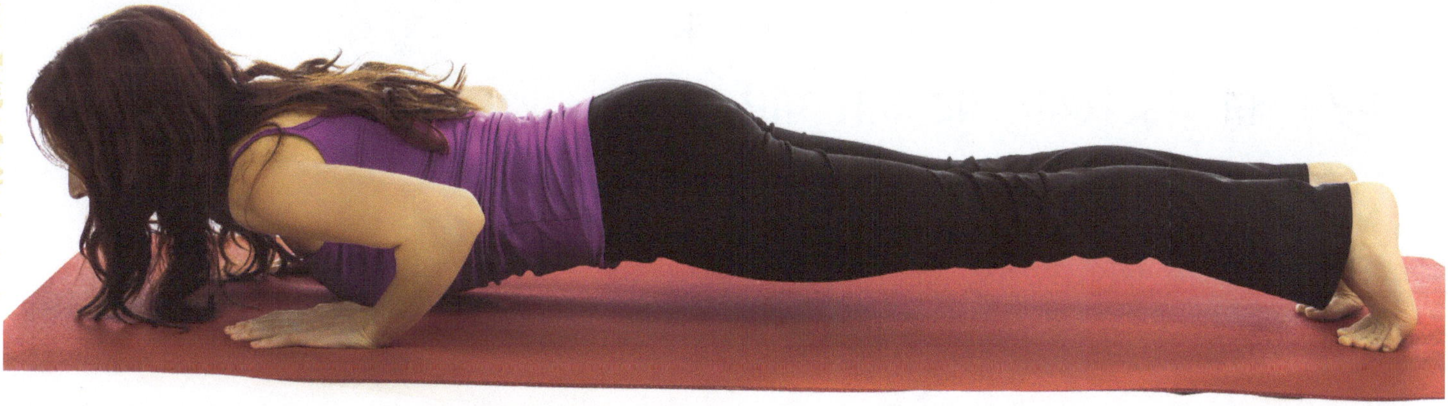

विधि : हाथों को कोहनी के नीचे रखें। कोहनी कंधे के नीचे रखनी है। नितंब आगे की तरफ झुकाएं। सभी मांसपेशियों को शरीर के बीच में स्थिर करें। यह एक तरह की दंड लगाने जैसी स्थिति होती है।

लाभ : पेट को ठीक रखने वाला सर्वश्रेष्ठ आसन, बालिकाओं के लिए लाभप्रद।

मलासन

यह साधारण-सा दिखने वाला आसन मांसपेशियों, शरीर के अंदर के अंगों और रीढ़ के लिए बहुत ही लाभदायक होता है। इसके करने से पीठ का दर्द कम होता है, साथ ही गर्दन और पैर के निचले हिस्से में भी ऊर्जा एवं शक्ति का संचार होता है।

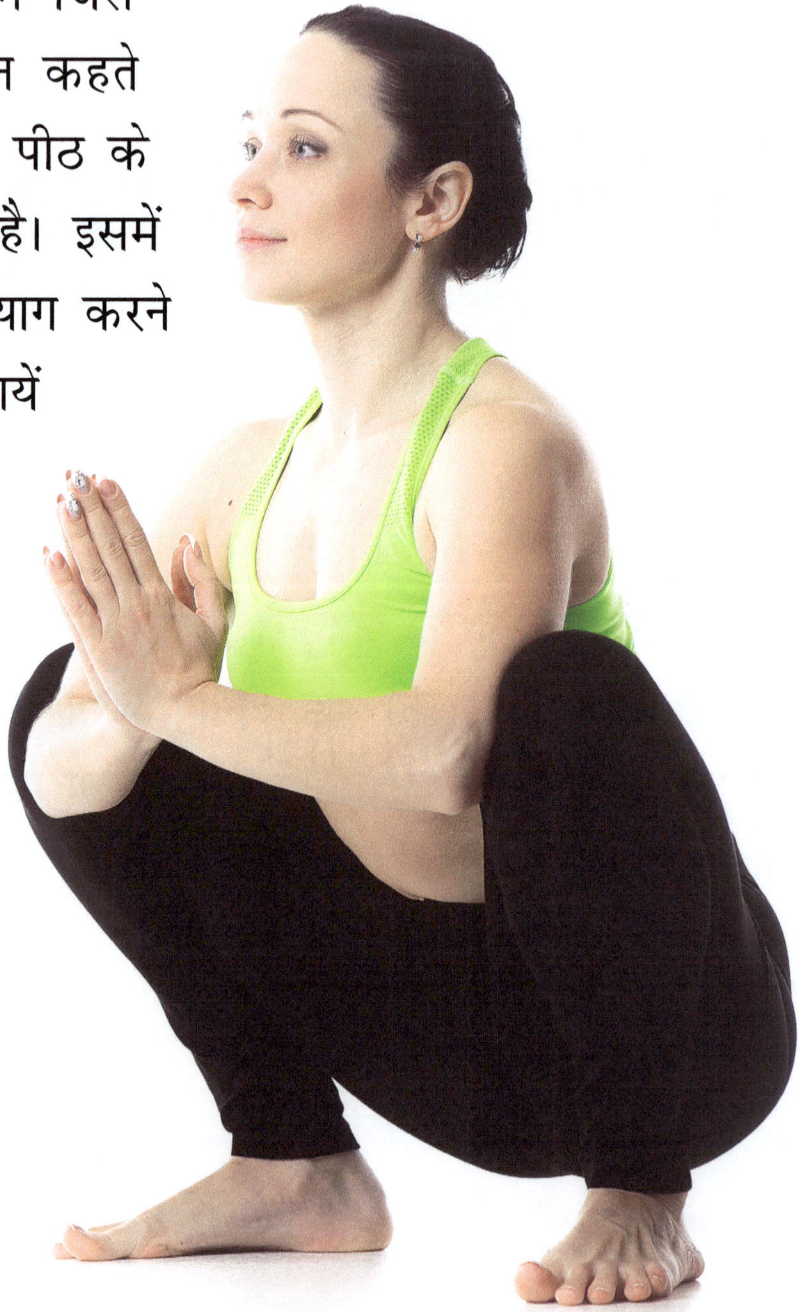

विधिः मल निकालते समय हम जिस अवस्था में बैठते हैं, उसे मलासन कहते हैं। बैठने की यह स्थिति पेट और पीठ के लिए बहुत ही लाभदायक होती है। इसमें दोनों घुटनों को मोड़ते हुए मल त्याग करने वाली अवस्था में बैठ जाएं। फिर दायें हाथों की कोख को बायें घुटने पर टिकाते हुए दोनों हाथों को मिलाएं (नमस्कार मुद्रा) उक्त स्थिति में कुछ देर रहने के बाद सामान्य मुद्रा में आ जाएं।

लाभ : रीढ़ के लिए लाभदायक।

तोलासन

यह योगासन आपकी भुजाओं, बाजुओं, कंधों और पेट के हिस्से को काफी मजबूत बनाता है, साथ ही इसके करने से आपकी आंखों की स्थिति भी बेहतर होती है। वे भौंहों के ठीक बीच में ही नजर आती हैं। आंख की तमाम तकलीफों का निदान इसी आसन में होता है।

विधि : यह एक तरह से शरीर को तराजू बनाने जैसी स्थिति होती है। पहले पद्मासन की मुद्रा में बैठ जाएं। फिर हाथ को जमीन पर रख कर उस पर शरीर का भार उठाने का प्रयास करें। ऐसा एक झटके से नहीं, धीरे-धीरे ही करें। शरीर के ऊपर हवा में आने पर गहरी-गहरी सांस भरें। फिर पैरों को नीचे करते हुए शरीर को जमीन पर स्थिर करें।

लाभ : आंखों को बेहतर करने में मददगार।

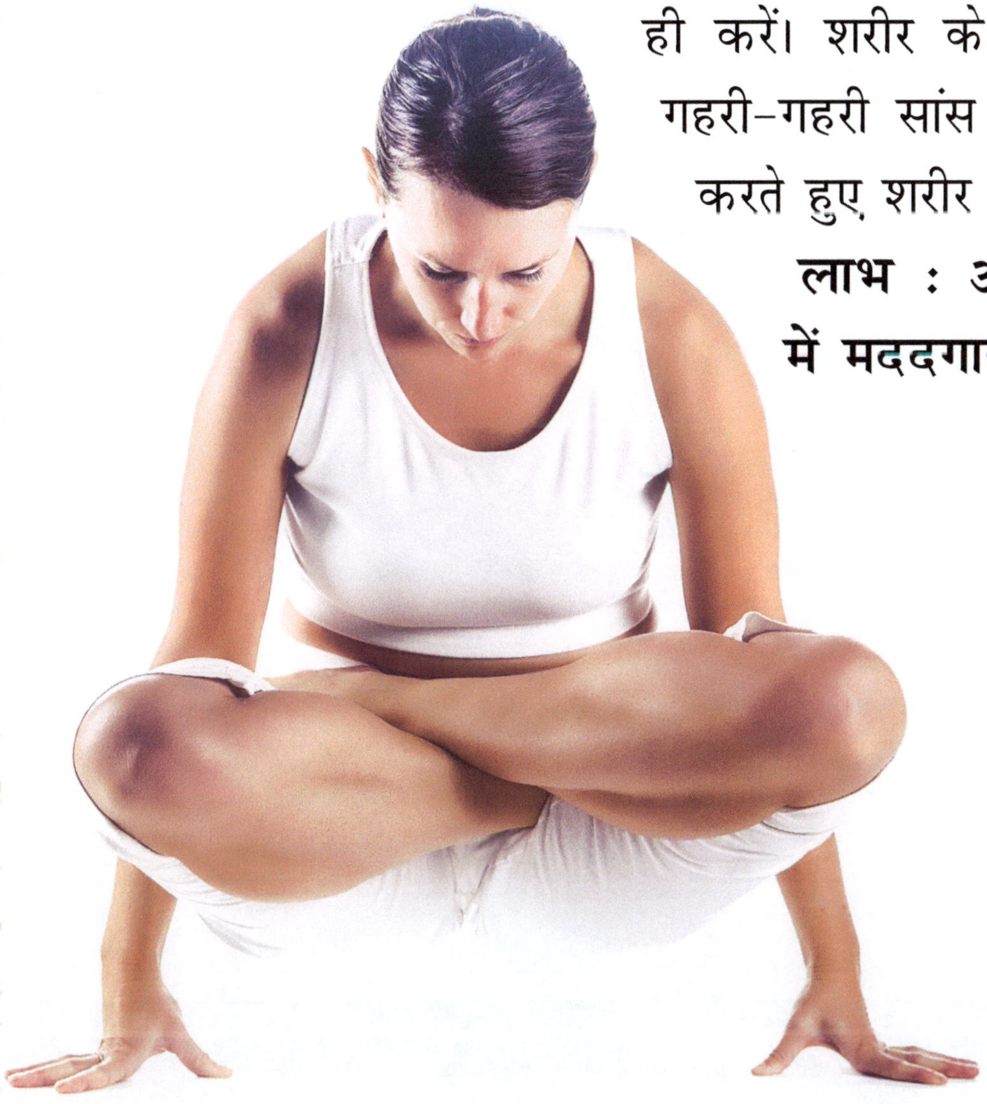

लोलासन

यह आसन करने से आपके अंदर का साहस, आत्मविश्वास और मानसिक संतुलन बेहतर रहता है। इससे आपके हाथ-कलाइयों और पेट की मांसपेशियां भी ठीक रहती हैं।

विधि : जमीन पर पद्मासन लगा कर बैठ जाएं और अपने दोनों हाथों की हथेलियों को अपने सामने की जमीन पर लगा कर अपने दोनों हाथों से संपूण ा शरीर को ऊपर की ओर उठाइए।

लाभ : साहस एवं आत्मविश्वास बढ़ाने में सहायक।

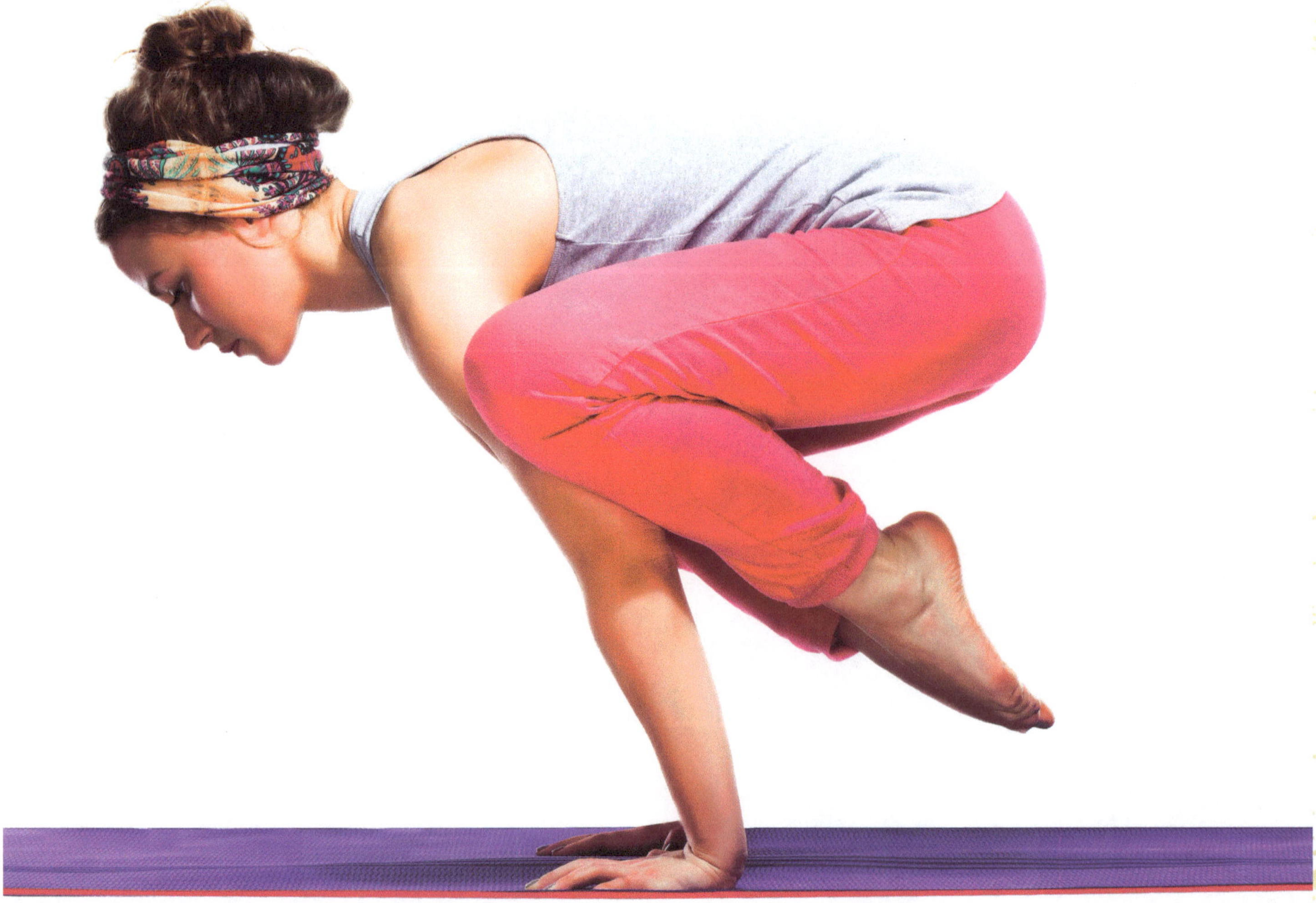

परिव्रता उत्कटासन

यह योगासन करने से आपकी कमर, सीने में जो थकान या खिंचाव रहता है, कम होता है। इससे आपके पैर तो मजबूत होते ही हैं, साथ ही आपका बीजकोष भी ठीक रहता है।

विधि : फर्श पर दरी बिछाकर उस पर खड़े हो जाएं। कमर को आगे की तरफ झुकाएं ताकि वजन आधे घुटने तक आए। फिर शरीर को, मुंह को मोड़ते हुए सूर्य की तरफ देखें। दोनों हाथों को मोड़ते हुए उन्हें नमस्कार की मुद्रा में ले आएं। दृष्टि हमेशा सूर्य की तरफ ही रहनी चाहिए।

लाभ : थकान को दूर करता है। तनाव भी कम करता है।

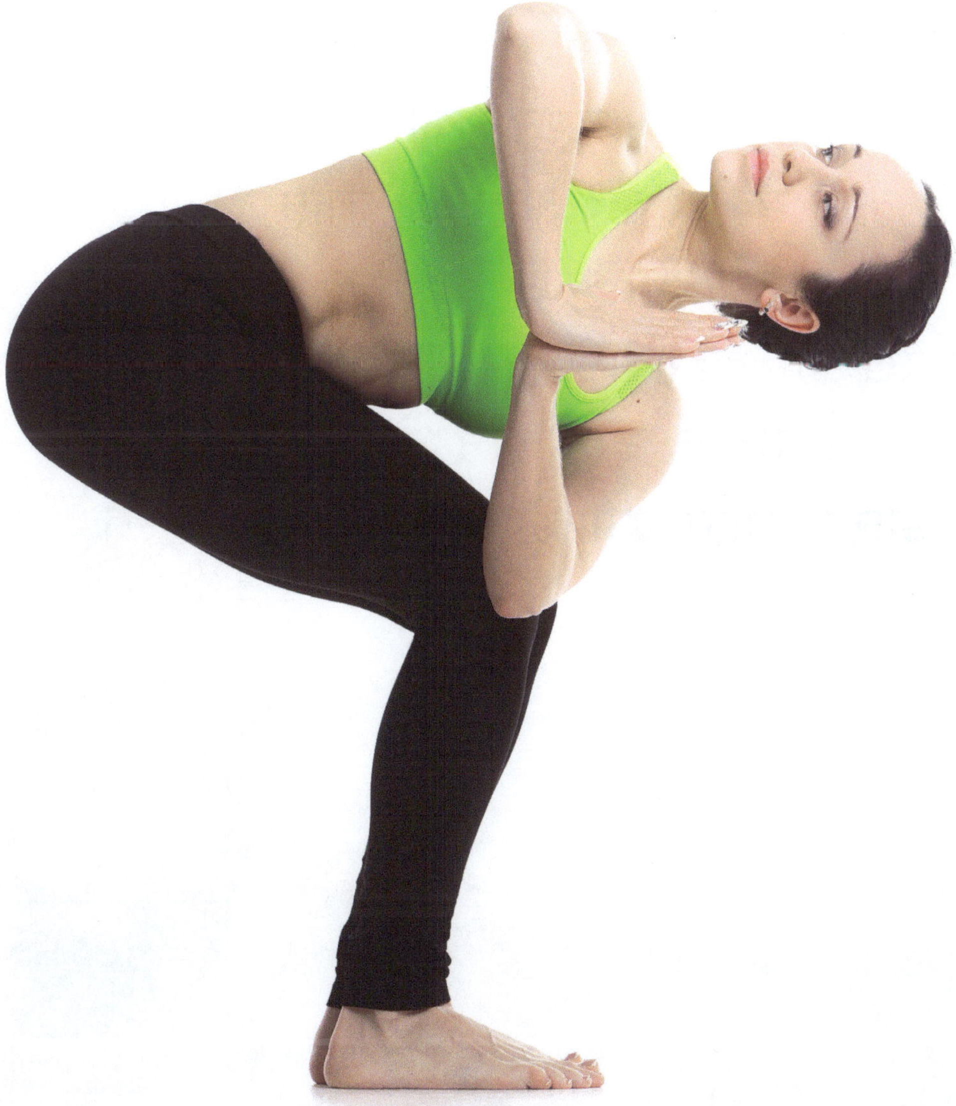

भारद्वाज आसन

यह योगासन क्रिया गर्दन, रीढ़ और बाजुओं में व्याप्त तनाव या थकान के लक्षणों को बहुत ही शानदार तरीके से दुरुस्त करता है। यही नहीं इससे रीढ़ भी ठीक रहती है। तनाव को दूर करने में बहुत बढ़िया काम करता है यह आसन।

विधि : यह योगासन बालिकाओं के लिए बहुत ही उपयोगी है। दोनों घुटनों के बल सीधे बैठ जाएं। अपने नितंबों को पंजों पर रखने के बजाय जमीन पर रखें, जिससे पैर किनारे हो जाएं। दाहिने हाथ को बायें घुटने पर रखें और शरीर को बाईं ओर मोड़ें। कुछ सेकेंड बाद सीधे हो जाएं। इस प्रक्रिया को दायें घुटने पर बायां हाथ रख कर दोहराएं।

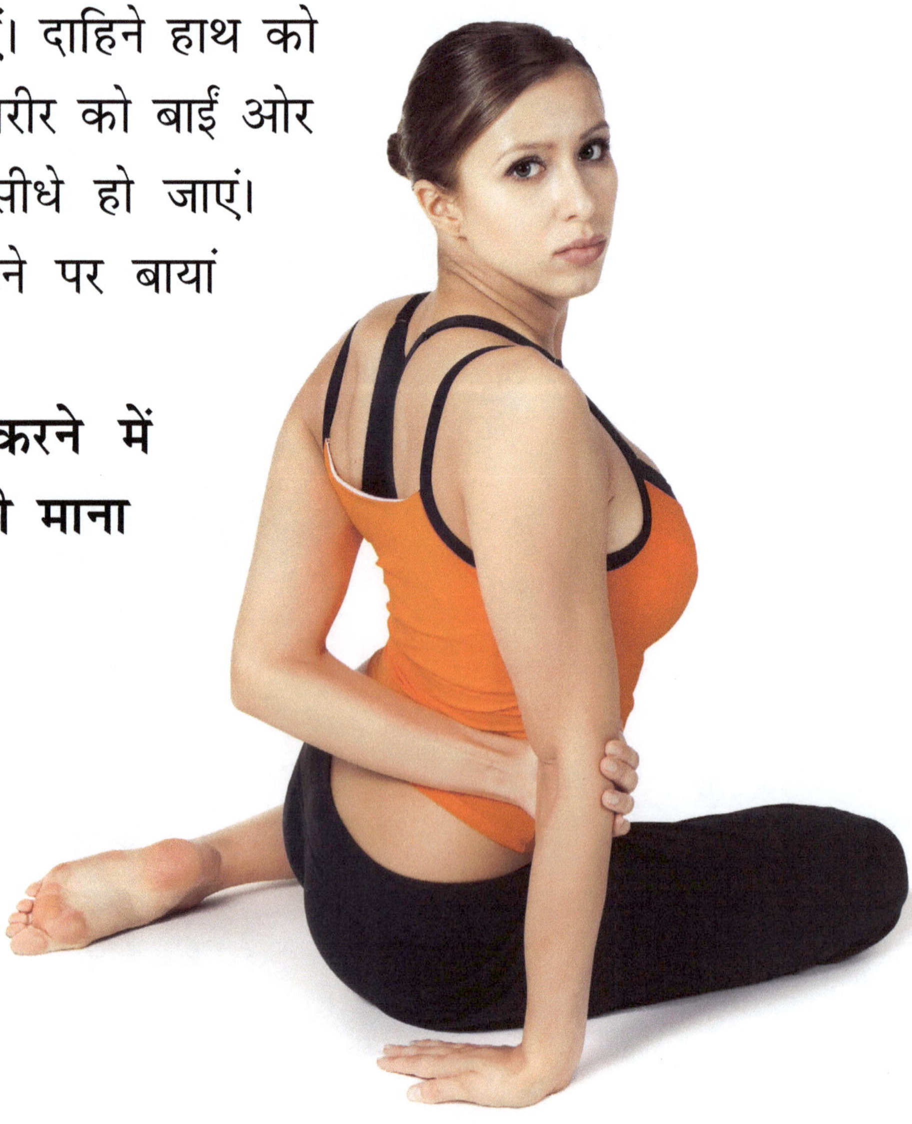

लाभ : तनाव दूर करने में यह आसन बहुत प्रभावी माना जाता है।

भुजा पीड़ासन

यह योगासन आपके शरीर में बेहतर तालमेल स्थापित करने के तो काम आता ही है, साथ ही इससे आपकी कलाइयों, भुजाओं और कंधों को भी मजबूती मिलती है। इस आसन को करने से सायटिका और स्लिप डिस्क जैसी बीमारियां भी ठीक होती हैं।

विधि : फर्श पर दरी बिछाकर बैठ जाएं। फिर हाथों को फर्श पर रखें और स्वयं के भार को उठाएं। पैरों को आगे की तरफ ले जाएं और उन्हें आपस में जोड़ें। आप चाहें तो पहले पैरों को मोड़ सकते हैं और फिर शरीर का भार हाथों से उठा सकते हैं। आपकी दृष्टि पैरों पर ही रहनी चाहिए।

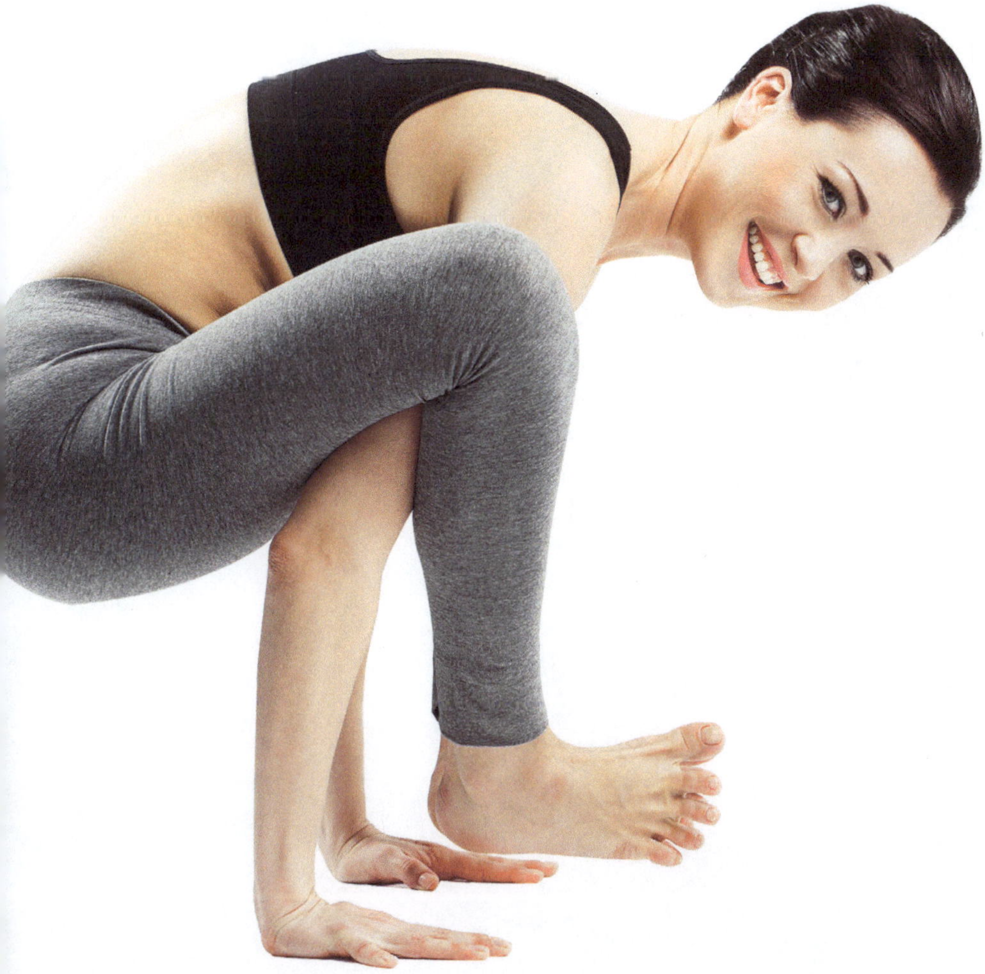

लाभ : कमर की बीमारियों को दूर रखने में सहायता करता है।

बकासन

यह योगासन आपकी भुजाओं और पेट के अंगों को मजबूत बनाता है। इससे शरीर में तालमेल, एकाग्रता और सामंजस्य बिठाने में सहायता मिलती है।

विधि : दोनों हाथों की हथेलियों को भूमि पर स्थिर करके घुटनों को कोहनियों से ऊपर भुजाओं पर स्थिर कीजिए। सांस अंदर करके शरीर के भार को हथेलियों पर संभालते हुए धीरे-धीरे पैरों को भूमि से ऊपर उठाने की कोशिश करें। अभ्यास करते रहने पर बगुले जैसी स्थिति हो जाएगी।

लाभ : शरीर के अंगों में बेहतर तालमेल बनाता है।

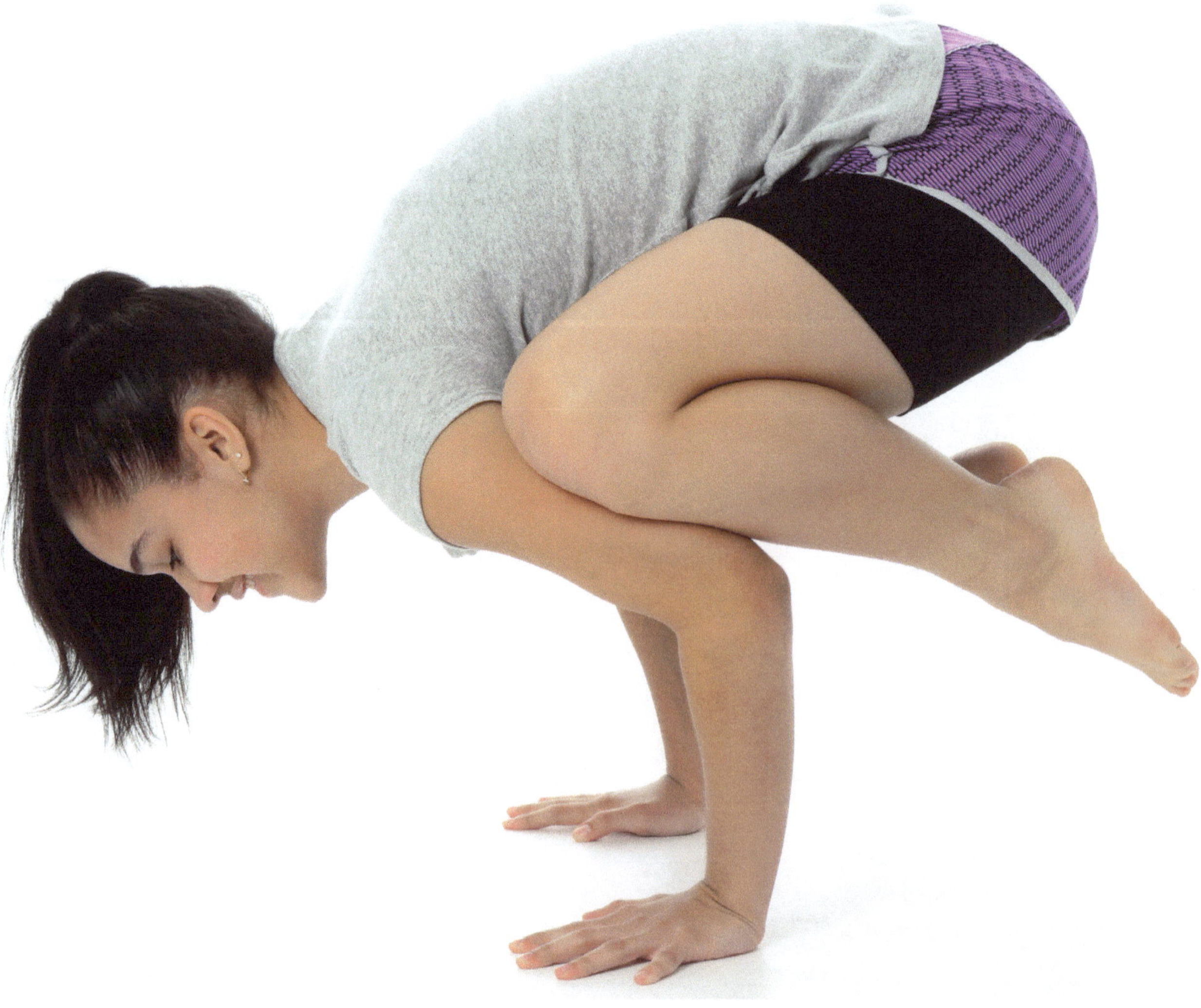

वशिष्ठासन

योगासन की यह क्रिया कलाइयों, बाजुओं, पेट और कंधों को मजबूती प्रदान करती है, साथ ही इस आसन को करने से आपके पैरों में फुर्ती तो आती ही है साथ ही तालमेल का भाव भी विकसित होता है।

विधि : फर्श पर दरी बिछाकर बैठें। फिर बायें हाथ को उठाएं। पैरों को खोलें। सारे शरीर का भार बायें हाथ पर डालते हुए ऊपर उठाएं। दाहिना हाथ खोलें। फिर दाहिने पैर से दाहिना हाथ छुएं। लंबी सांस लें। कुछ देर बाद विपरीत दिशा में भी करें।

लाभ : पैरों में फुर्ती लाने में काफी मददगार रहता है।

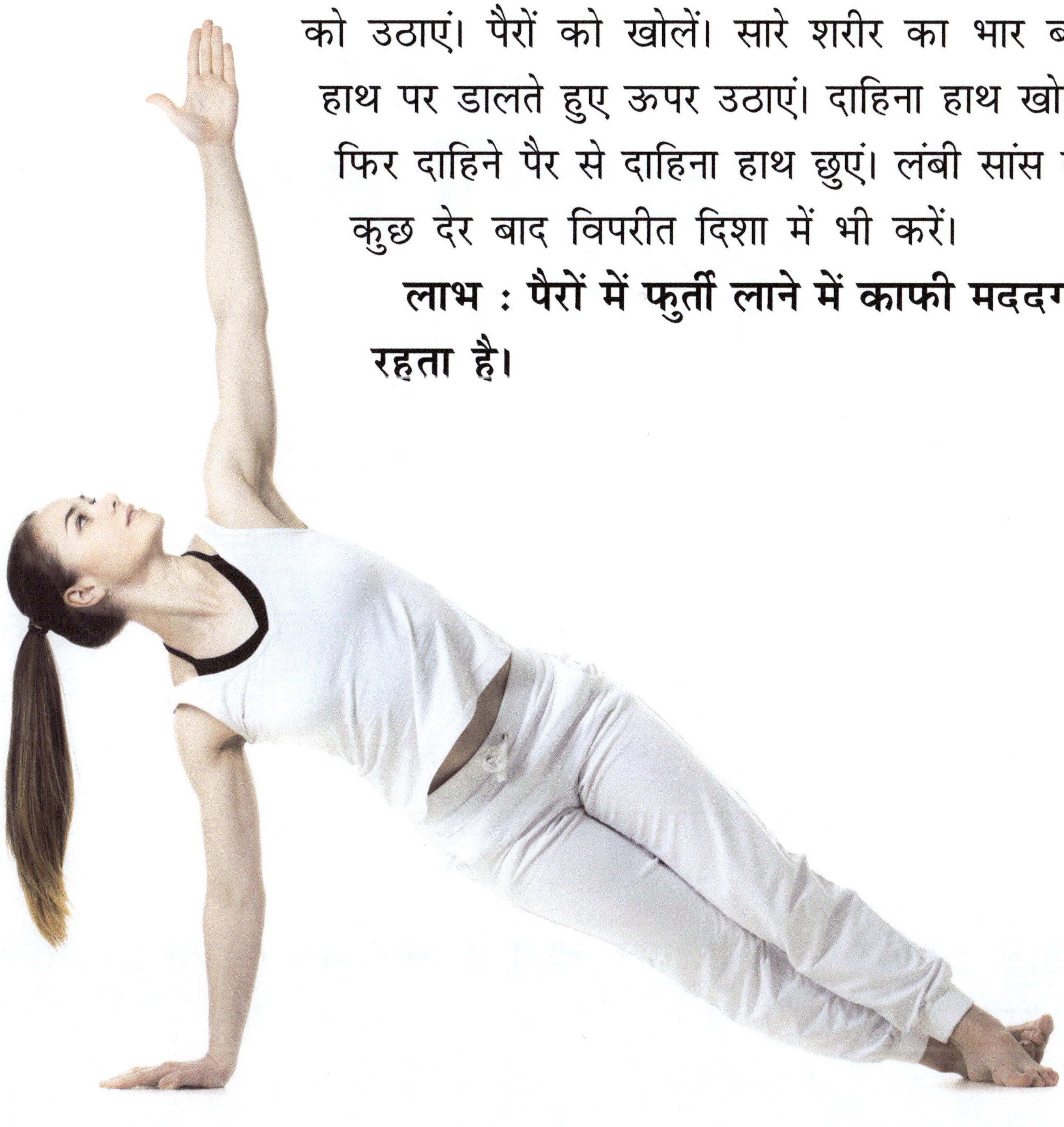

अष्टवक्रासन

यह आसन करने से आपकी भुजाओं, कलाइयों और कंधों में तो मजबूती आती ही है, साथ ही पेट की मांसपेशियों को भी शक्ति तथा ऊर्जा मिलती है। इस आसन को करने से न सिर्फ शारीरिक क्षमता विकसित होती है, बल्कि शरीर में लचीलापन भी आता है और धैर्य में भी वृद्धि होती है।

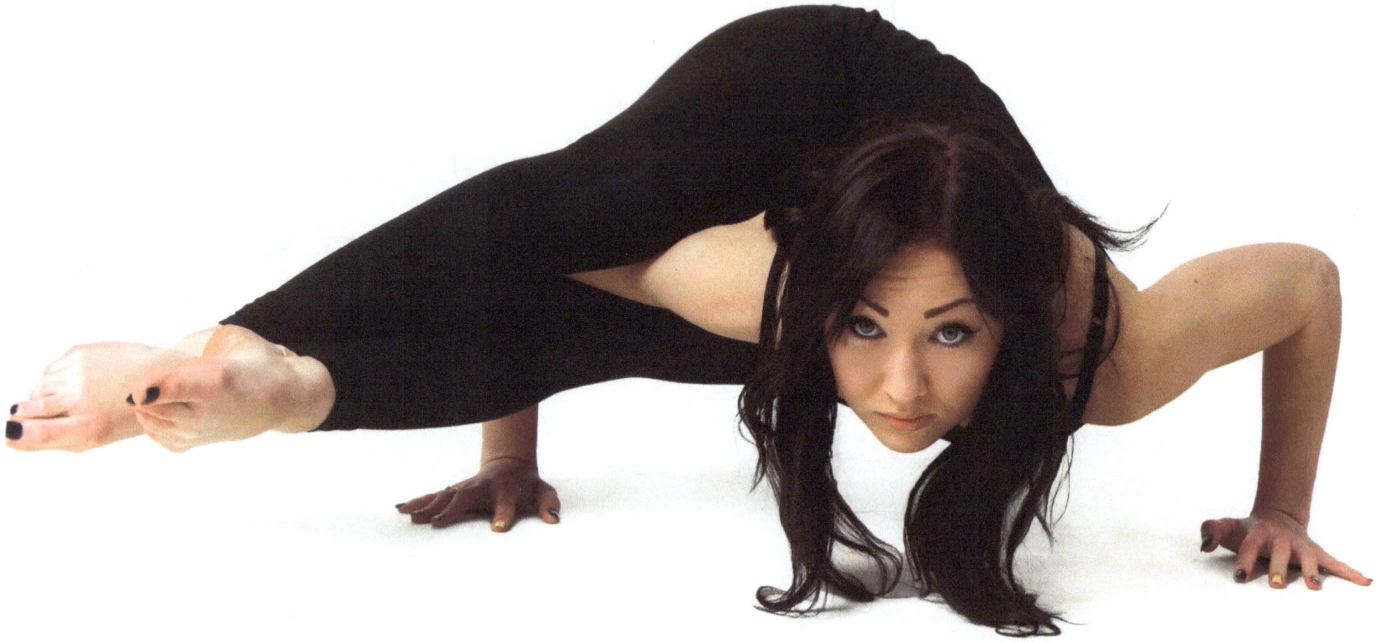

विधि : यह आपके शरीर को आठ कोणों में बदल देता है। फर्श पर लेट जाएं। दोनों पैरों को मोड़ते हुए आपस में शरीर की विपरीत दिशा में मिलाएं, उन्हें जोड़ें आपस में। एक हाथ दोनों पैरों के बीच में रखें। अब सारे शरीर का भार दोनों हाथों पर डालते हुए ऊपर उठने का प्रयास करें और उठें। दृष्टि सामने रखें।

लाभ : शरीर में लचीलापन लाता है और धैर्य बढ़ाता है। बालिकाएं इसे अवश्य करें।

टिटिबासन

यह योगासन भी आपके शरीर में तालमेल स्थापित करने के बहुत काम आता है। इस आसन को करने से आपकी कलाइयां, हाथ और कंधे मजबूत होते हैं, साथ ही इस आसन को करने से आपके शरीर का पृष्ठ भाग तथा पिंडलियां भी काफी मजबूत होती हैं।

विधि : फर्श पर दरी बिछाकर बैठें। पैरों को खोलें। फिर अपनी बाजुओं पर शरीर का वजन डालते हुए उन्हें ऊपर की तरफ ले जाएं। अब पैरों को थोड़ा और ऊपर ले जाने का प्रयास करें। उन्हें सीधा भी रख सकते हैं, कोण भी बना सकते हैं।

लाभ : इससे पैरों की पिंडलियां काफी मजबूत होती हैं।

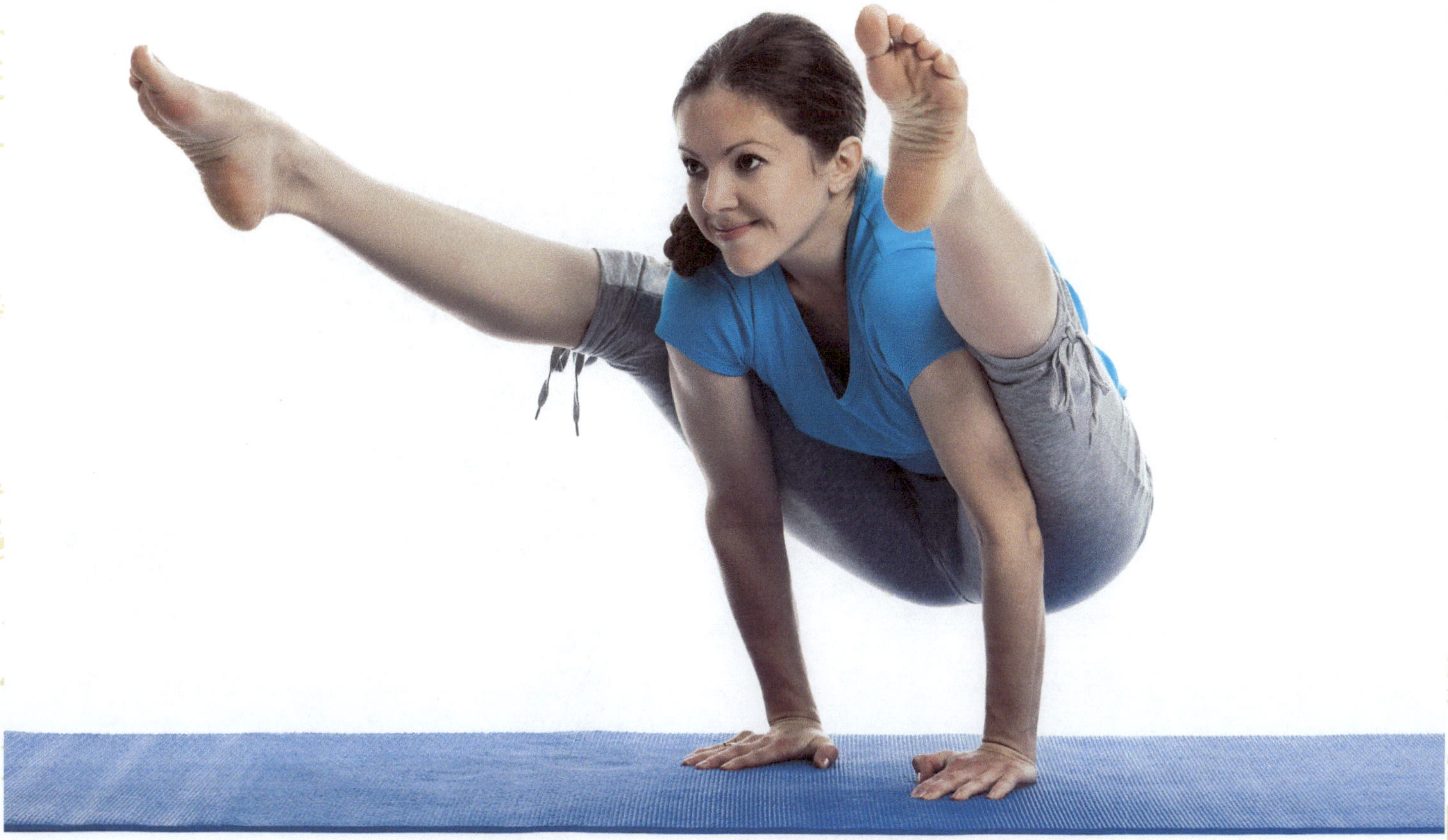

एकपाद गल्वासन

यह आसन करने से आपकी भुजाओं में शक्ति का संचार होता है। बीज मजबूत होता है, साथ ही यह आसन करने से आपको मानसिक शक्ति भी मिलती है।

विधि : इसे उड़ती काली गाय का आसन भी कहते हैं। दरी पर लेट जाइए। अब अपने हाथों पर शरीर का बोझ डालते हुए उठने का प्रयास कीजिए। दृष्टि नीचे रखें। अब बायें पैर को मोड़ते हुए दाहिने हाथ की कोहनी तक लाएं। गहरी सांस लेते रहें। फिर इसे विपरीत दिशा में भी करें।

लाभ : मानसिक शक्ति प्रदान करने में सहायक।

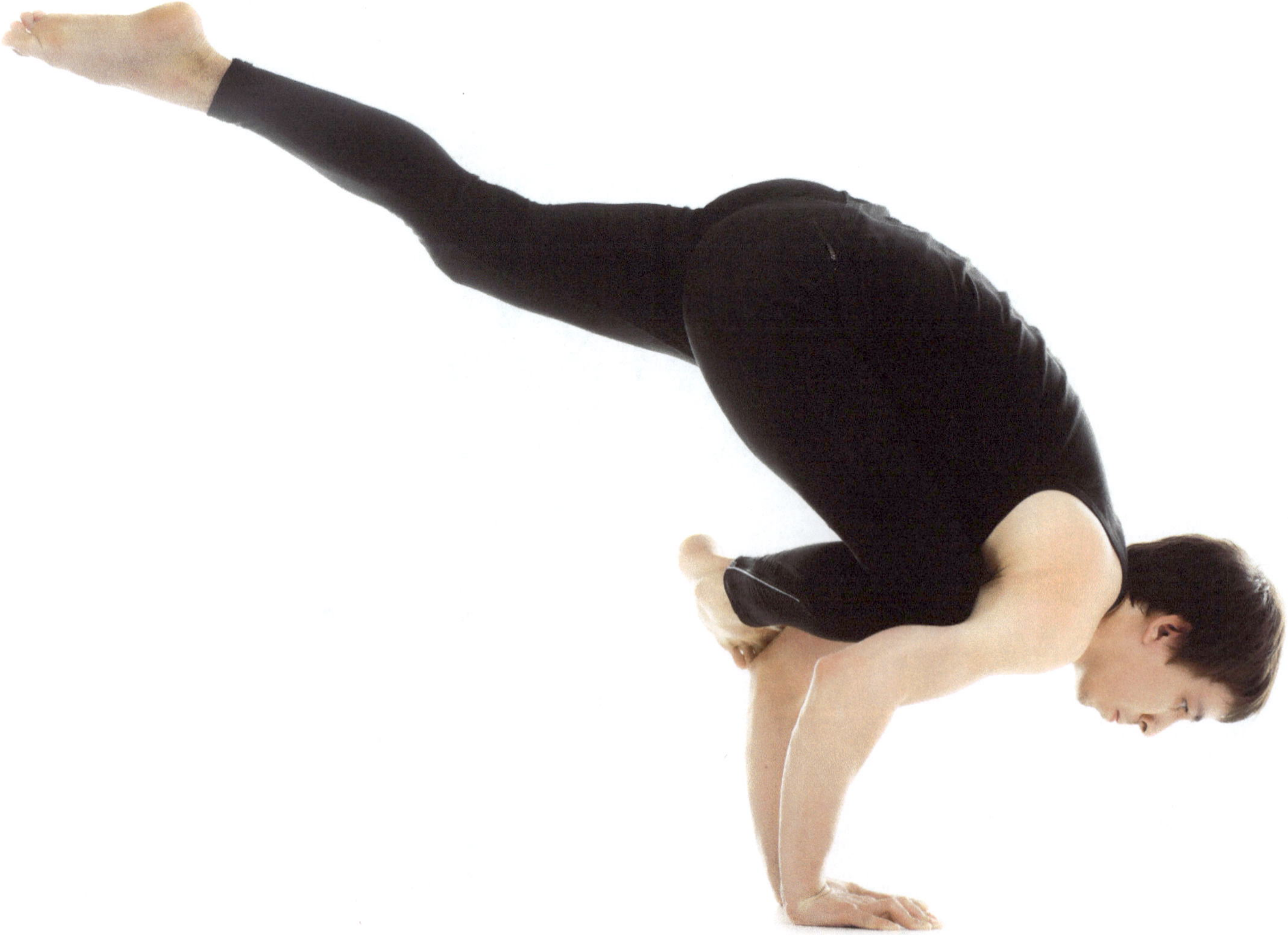

पार्श्व

यह योगासन करने से भी भुजाओं, कलाइयों, कंधों और पेट के अंदर की मांसपेशियां काफी मजबूत होती हैं, साथ ही इससे आपका पेट भी सुडौल होता है और रीढ़ भी बेहतर होने लगती है तथा तालमेल का भाव भी उत्पन्न होता है।

विधि : पवन मुक्त आसन का ही प्रकार है पार्श्व! यह भी पीठ के बल लेट कर किया जाता है। शरीर को सामान्य स्थिति में बनाए रखिए। दोनों कंधों और शरीर का ऊपरी भाग जमीन से स्पर्श करता होना चाहिए। इस आसन में प्रत्येक मूवमेंट के साथ श्वास-प्रश्वास करते रहना है। अगर दोनों पैर सीने से लगे होने पर अधिक तनाव हो, तो पैरों को जमीन पर रखकर भी अभ्यास कर सकते हैं।

लाभ : इससे पेट काफी सुडौल दिखने लगता है। बालिकाओं के लिए लाभदायक है।

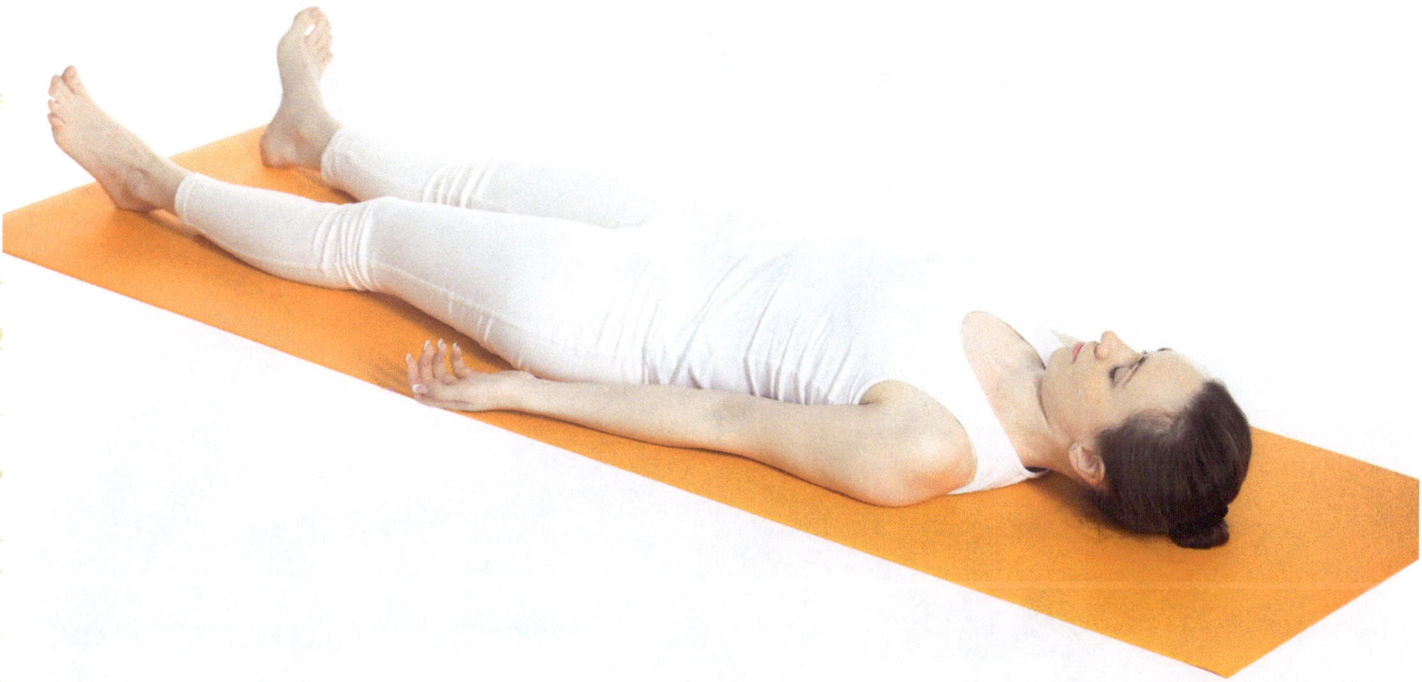

एकपाद कौंदित्यासन

यह योगासन क्रिया आपके हाथों और कलाइयों के बीच बेहतर तालमेल बनाता है। साथ ही भुजाओं एवं कंधों के बीच बेहतर सामंजस्य बिठाने का काम करता है। यह पेट की मांसपेशियों को भी दुरुस्त करता है।

विधि : यह आसन भी एक पैर से ही किया जाता है। फर्श पर दरी बिछाकर लेट जाइए। फिर दोनों हाथों पर शरीर का भार उठाएं। मुंह को फर्श की तरफ ले जाएं। दोनों पैरों को सक्रिय करें। दाहिना पैर ऊपर की तरफ ले जाएं और बायां पैर नीचे की तरफ यानी मुंह की तरफ लाने का प्रयास करें। दृष्टि नीचे रखें। बाद में इसे विपरीत दिशा में भी करें।

लाभ : पेट की मांसपेशियों को दुरुस्त करने में सहायक।

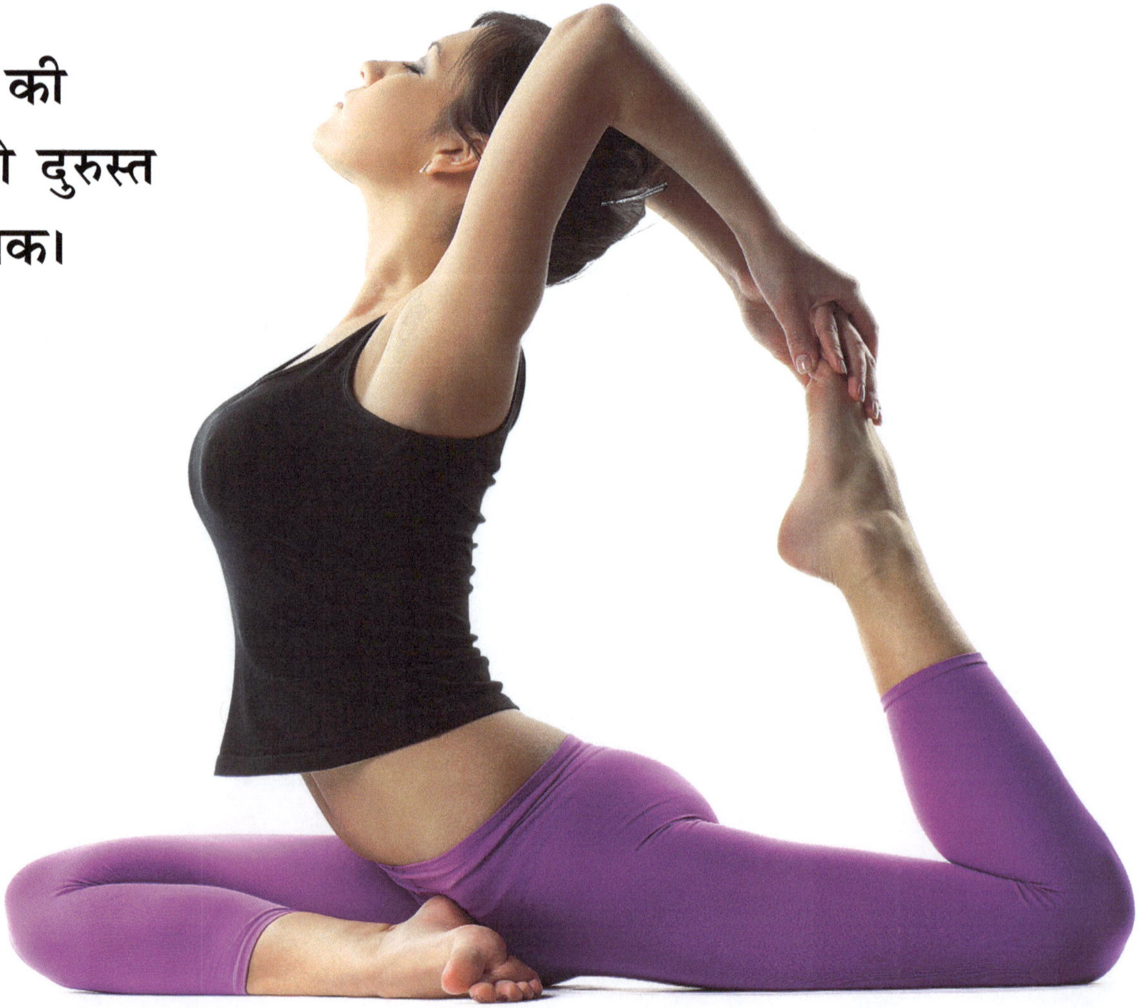

मयूरासन

यह योगासन पेट के अंदर स्थित अंगों के बीच बेहतर तरीके से रक्त का संचार करता है। इससे हमारी पाचन शक्ति तो बढ़ती ही है, पेट और तिल्ली की दिक्कतें भी ठीक होती हैं। इस आसन को करने से शरीर में व्याप्त विष भी मात्रा भी कम होती है।

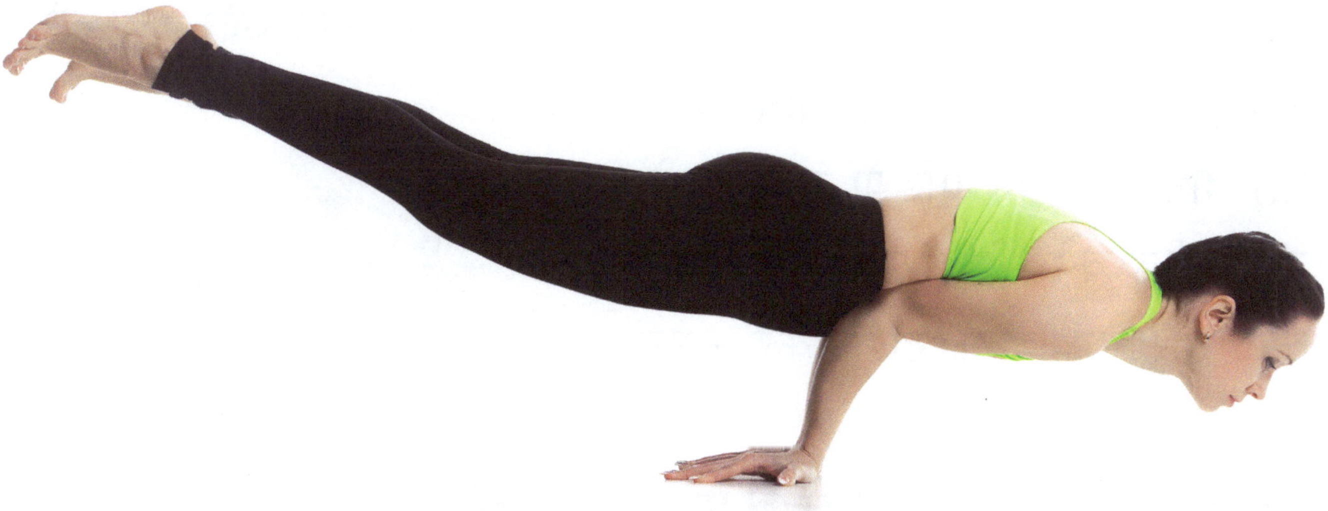

विधि : मेज के पास सीधे खड़े हो जाएं। दोनों हाथ मेज की सतह पर जमाएं। दोनों कोहनी पेट के कोमल भाग पर जमा लें। फिर कोहनी और भुजा पर शरीर का भार डालते हुए जमीन से पैर उठाकर पीछे की तरफ ले जाएं। पूरे शरीर का भार कोहनियों-भुजाओं पर रखते हुए शरीर को ऊपर उठाएं।

लाभ : इसे करने से शरीर में व्याप्त विष की मात्रा में कमी आती है।

सिंहासन

योगासन करने की सर्वश्रेष्ठ मुद्रा इसी आसन में बनती है। इसे करने से ब्रह्मचर्य की तो रक्षा होती ही है, साथ ही इससे हमारा स्नायुतंत्र भी ठीक रहता है और रक्त संचार भी। बवासीर तथा यौन रोगों से भी रक्षा करता है। काम के वेग को भी शांत करता है।

विधि : जमीन पर सीधे बैठें। बायें पैर की एड़ी अंडकोष और गुदा के बीच में लगाएं। दायें पैर की एड़ी जांघों के बीच में रखें। दोनों पैरों की एड़ियां एक-दूसरे पर आ जाएं। रीढ़ को सीधा रखें। घुटने जमीन पर लगे रहें। हाथों को खुला कर घुटनों पर रखें।

लाभ : इसके करने से हमारे ब्रह्मचर्य की रक्षा होती है।

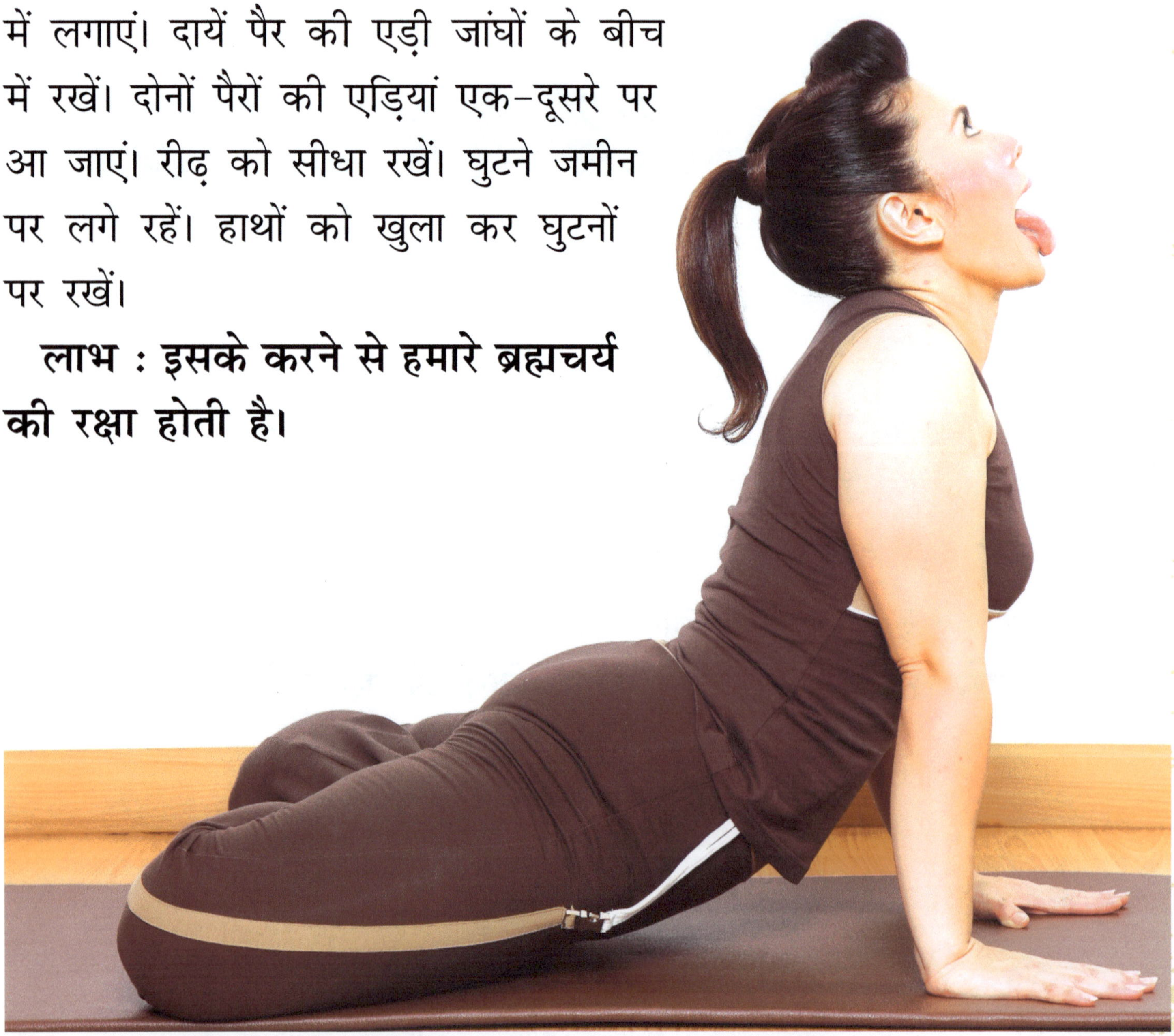

सुखासन

यह योगासन करने से हमारे शरीर के पिछले भाग में तो सक्रियता आती ही है साथ ही जांघों की पेशियों में भी तनाव कम होता है। इसे करने से शरीर में व्याप्त थकान, मानसिक तनाव एवं शारीरिक शिथिलता भी काफी हद तक दूर होती है।

विधि : फर्श पर दरी बिछाकर ऐसे बैठें कि सीधी टांग की एड़ी बायीं जांघ के नीचे रहे। और बायीं टांग की एड़ी दायीं जांघ के नीचे। दोनों हाथों को घुटनों पर रखें। सांस सामान्य ढंग से लें। रीढ़ की हड्डी, गर्दन और सिर एक सीध में रहें। शरीर को अधिक न तानें। थकान हो तो टांगें बदलें, लेकिन दृष्टि नाक की सीध में रहे।

लाभः शरीर की थकान को दूर करता है।

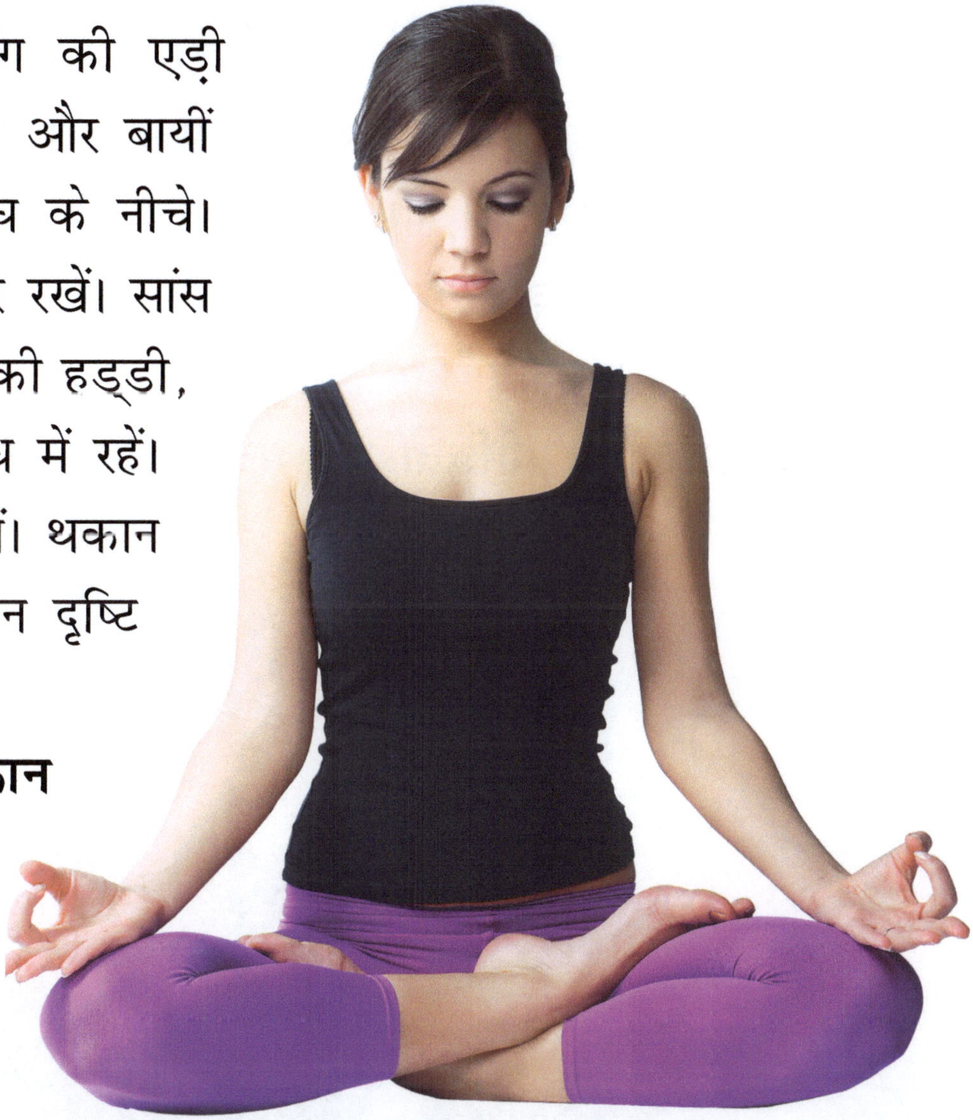

बद्धकोणासन

यह योगासन करने से हमारे पेट के अंदर स्थित मानव अंगों में उत्तेजना सी आने लगती है। सभी अंग बेहतर तरीके से काम करने लगते हैं। यह आसन उन लोगों के लिए बहुत ही उपयोगी और लाभप्रद रहता है, जो सायटिका नामक रोग से पीड़ित हैं।

विधि : कंबल में दोनों पैर फैला कर बैठें। दोनों घुटनों को मोड़ते हुए पैरों के पास लाएं। दोनों के तलवे आपस में मिला लें। दोनों हाथों की उंगलियां भी इंटरलॉक करें। पैरों की उंगलियां हाथ से पकड़ें। तितली की तरह बैठ जाएं। बाजू को सीधा करें। पैरों को पास लाने का प्रयास करें ताकि शरीर तन जाए। गहरी सांस लें। सांस निकालते हुए कमर से आगे की ओर झुकें। प्रयास करें कि माथा जमीन से छू जाए। अगर यह न कर पाएं तो ठुड्डी से पैर को छुएं।

लाभः सायटिका से पीड़ितों की मदद करता है।

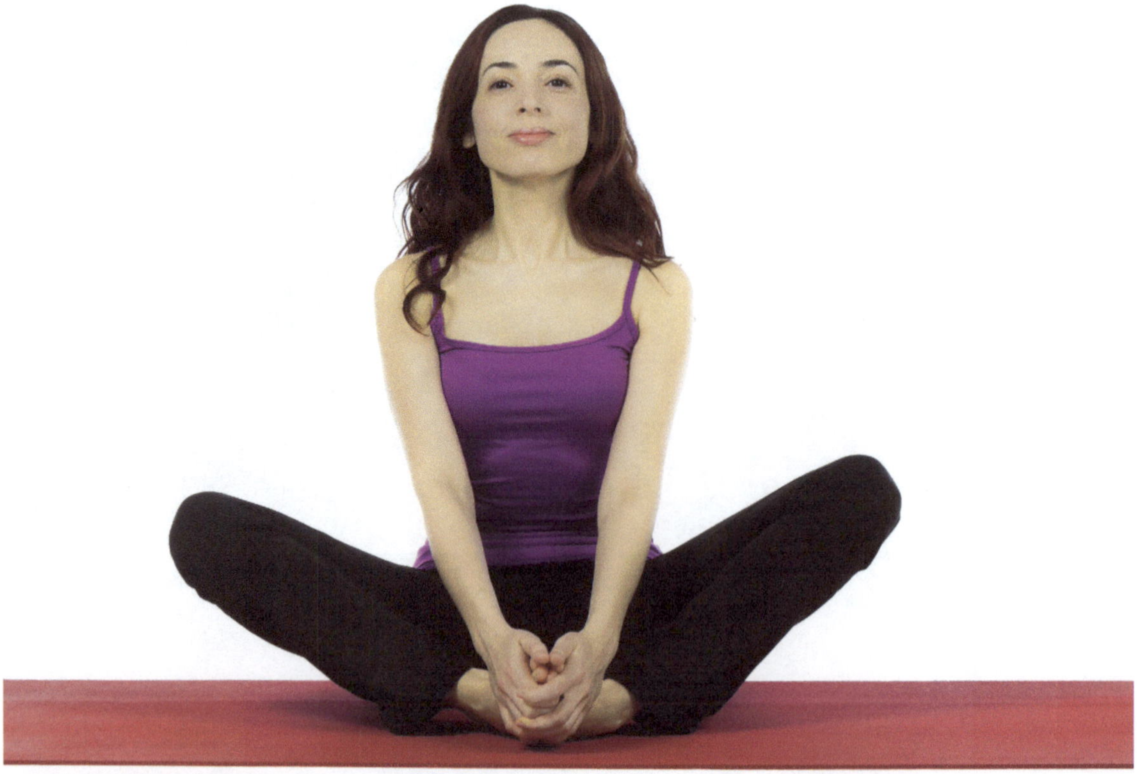

वीरासन

यह योगासन पैरों में फुर्ती लाने में बहुत ही सहायक भूमिका का निर्वाह करता है। इसे करने के बाद थकान से त्रस्त पैर तुरंत सक्रिय होने लगते हैं। इसे करने से शरीर की गैस भी बाहर निकलती है और आपकी पाचन शक्ति भी ठीक होने लगती है।

विधि : दोनों घुटनों के बल पैरों की एड़ियों पर बैठकर दोनों हाथों से अपनी भुजाओं को अच्छी तरह से पकड़ लें। दोनों हाथों को माथे के पिछले भाग में रखें। पीठ को टेढ़ी न रखते हुए छाती को आगे की ओर निकाल कर शांतिपूर्वक लंबी सांस लें।

लाभ : पैरों में फुर्ती लाता है और थकान को दूर करता है।

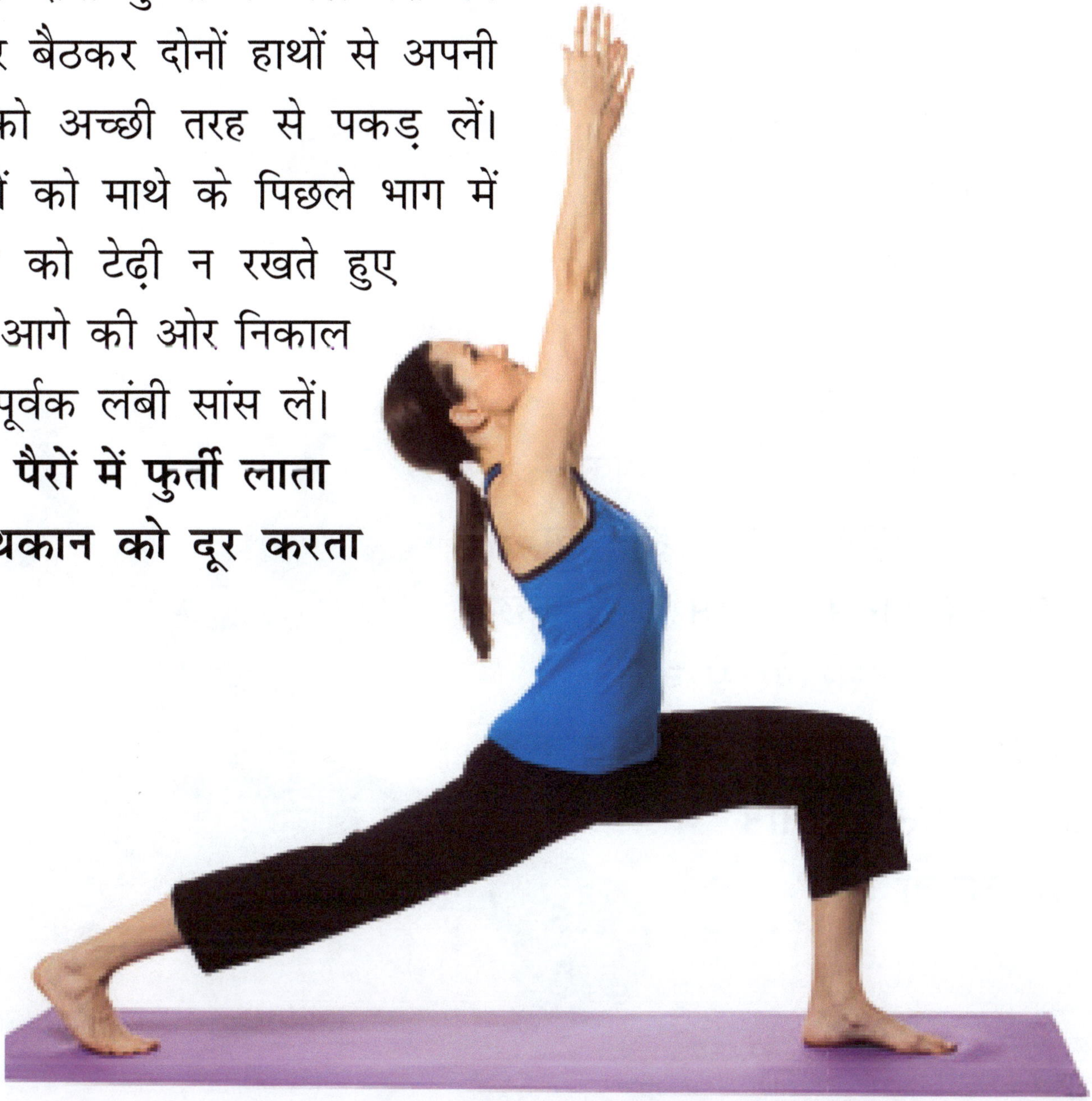

क्रांचासन

यह योगासन करने से आपके शरीर के पिछले हिस्से में गजब की सक्रियता देखने को मिलती है। इससे पैरों की पिंडलियों में ताकत आती है। फ्लैट पैर वालों की यह आसन बहुत मदद करता है।

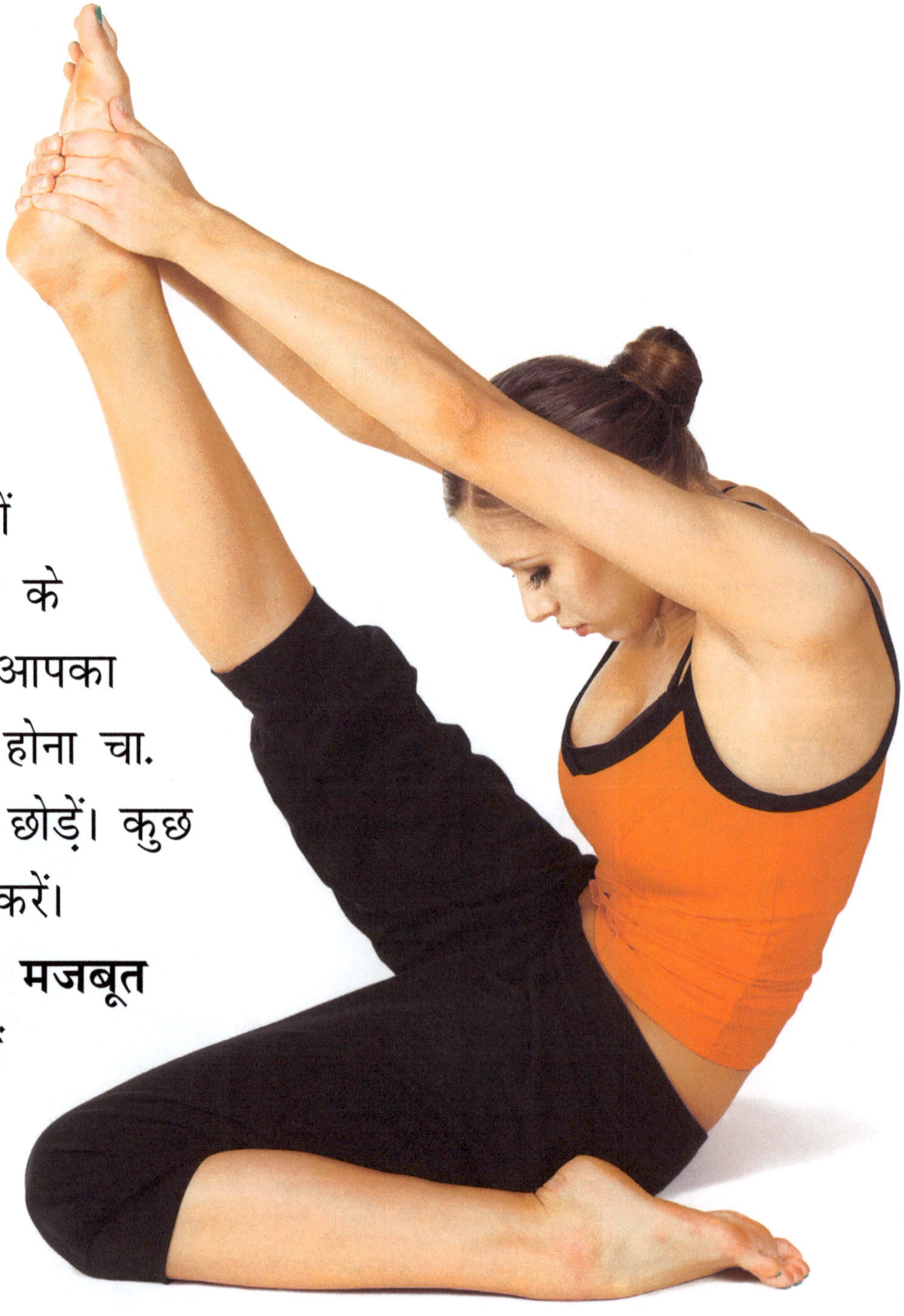

विधि : फर्श पर दरी बिछाकर बैठ जाएं। घुटने नितंब की तरफ मोड़ें ताकि पंजे नितंब के नीचे आ सकें। अब बायां पैर उठा कर सीधा करें। दोनों हाथों से उस उठे हुए पैर के पंजे को पकड़ें। इस दौरान आपका मुंह पैर के घुटने के पास होना चा. हिए। अब आराम से सांस छोड़ें। कुछ देर बाद इसे दूसरे पैर से करें।

लाभ : यह कमर को मजबूत एवं लचीला बनाने में मदद करता है।

ध्रुवासन

इस आसन में ध्रुव शब्द का अर्थ है, अचल या स्थिर होना। इससे मन को स्थिर और एकाग्र रखा जा सकता है।

विधिः इस आसन को करने के लिए सावधान की मुद्रा में खड़े हो जाएं। अब दाएं पैर को उठा कर, बाई जंघा पर इस प्रकार रखें कि पैर का पंजा नीचे की ओर तथा एड़ी जंघा के मूल में लगी हो। दोनों हाथ नमस्कार की मुद्रा में होने चाहिए। कुछ देर इसी स्थिति में रहने के बाद, दूसरे पैर से भी यही अभ्यास दोहराएं।

लाभः यह आसन स्थिरता व एकाग्रता को बढ़ाने में मदद करता है। इससे मन की चंचलता दूर होती है। नाड़ियों को मजबूती मिलती है।

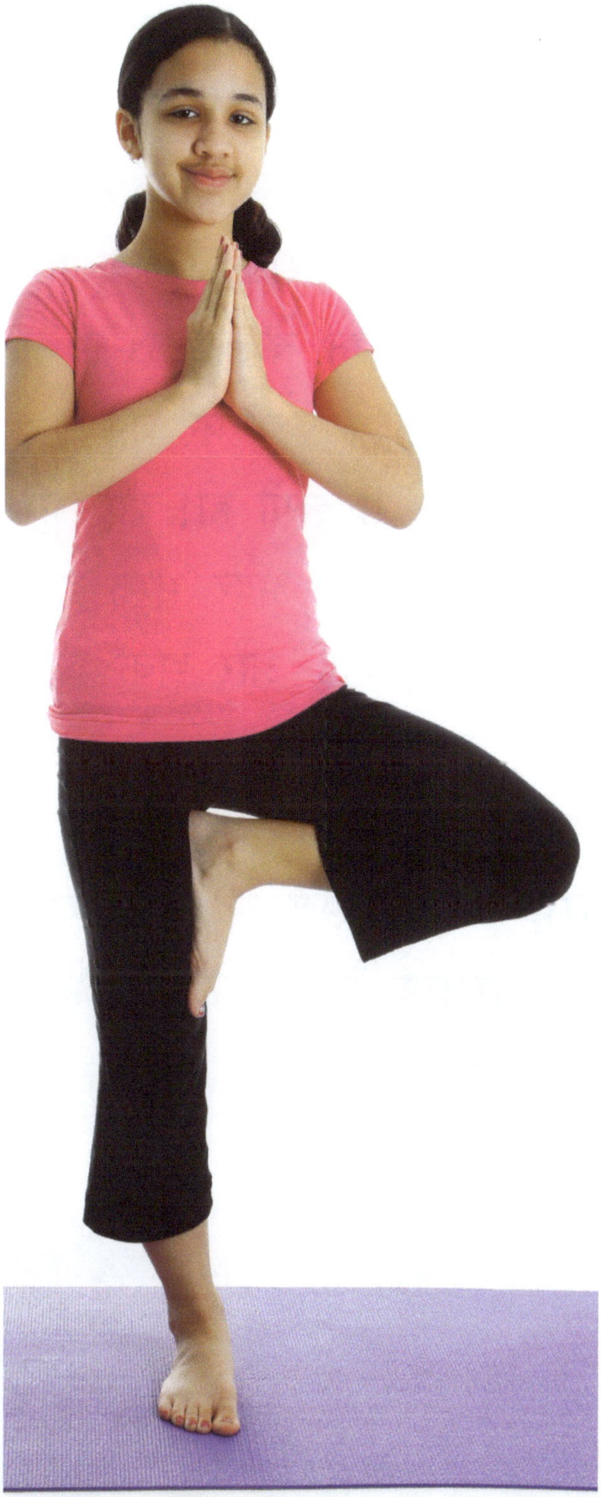

पशु विश्रामासन

इस आसन में पशुओं के विश्राम की आकृति बनती है इसलिए इसे पशु विश्रामासन कहते हैं। जिस प्रकार पशुओं को विश्राम करने से आनंद आता है। उसी तरह यह आसन भी हमें विश्राम का आनंद देता है।

विधिः इस आसन में पशुओं के विश्राम की आकृति बनती है इसलिए इसे पशु विश्रामासन कहते हैं। सबसे पहले दोनों पैरों को सामने की ओर फैला कर बैठ जाएं। बाएं पैर को इस प्रकार मोड़ें कि पंजा बाहर की ओर हो और एड़ी नितंब से लगी हो। दाएं पैर को मोड़ कर, उसका पंजा बाईं जंघा से लगा कर रखें। श्वास अंदर भरते हुए दोनों हाथों को ऊपर उठाएं तथा श्वास बाहर छोड़ते हुए, दाईं ओर झुकें व सिर तथा हाथों को ज़मीन पर टिका दें। इसी प्रकार दूसरे पैर के साथ भी इस आसन का अभ्यास करें।

लाभः जिस प्रकार पशुओं को विश्राम करने से आनंद आता है। उसी तरह यह आसन भी हमें विश्राम का आनंद देता है। यह मोटापा घटाने में सहायक है। इससे पेट के रोग दूर होते हैं। पाचन शक्ति में भी वृद्धि होती है।

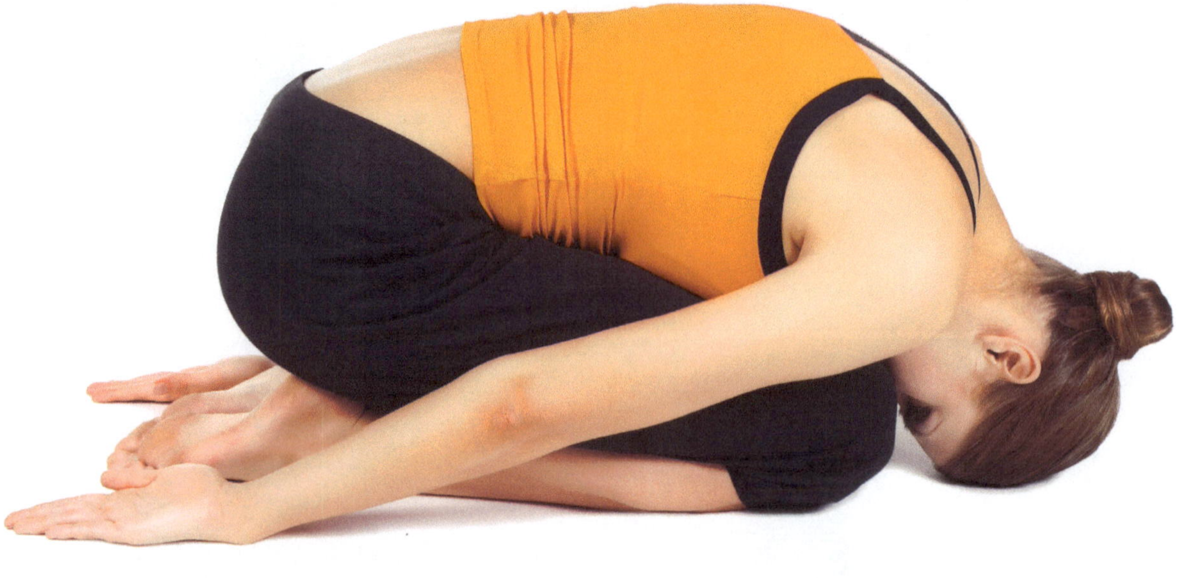

पद्मासन

यह बहुत आसान और सरल आसन है। इससे शरीर की मुद्रा सही बनती है और ध्यान एकाग्र करने का यहीं से आरंभ होता है।

विधिः पद्मसन करने के लिए दोनों पैर फैला कर बैठ जाएं। अब दाहिने पैर को घुटने से मोड़ कर, बाई जंघा पर रखें और बांया पैर मोड़ कर, दाई जंघा पर सावधानी से रखें। यह पद्मासन की मुद्रा है। हाथों को गोदी में रखें या ज्ञानमुद्रा के आसन में, घुटनों पर रखें। अब पलकें झुकाएँ व नाक के अगले हिस्से पर ध्यान एकाग्र करें। मेरूदण्ड सीधा रहे और श्वास सामान्य ढंग से चल रही हो।

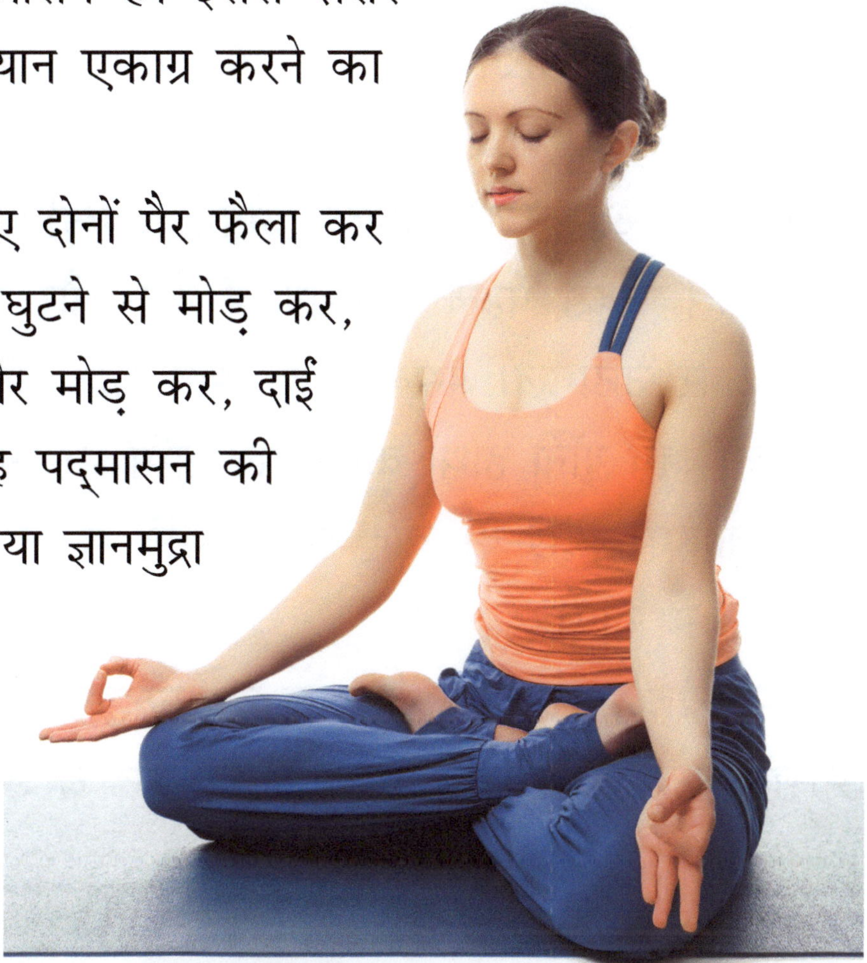

लाभः यह आसन छात्रों के लिए बहुत अच्छा माना जाता है क्योंकि इससे स्मरण शक्ति व एकाग्रता बढ़ती है। इसे करने से रात को नींद अच्छी आती है। यह आसन पाचन शक्ति को भी बढ़ाता है।

शशकासन

खरगोश की आकृति वाले इस आसन के साथ व्रजासन का भी अभ्यास होता है। मोटापा कम करने और कमर को शेप में लाने के लिए इसका प्रयोग किया जाता है।

विधिः इस आसन में आपको अपनी आकृति खरगोश यानी शशक की तरह बनानी है। सबसे पहले वज्रासन में बैठें और श्वास भीतर ले जाते हुए, दानों हाथ ऊपर उठा लें। इसके बाद आगे की ओर झुकते हुए, श्वास को बाहर निकालें। अब दोनों हाथों को सामने भूमि पर फैला दें। माथा भी भूमि पर टिका होना चाहिए। कुछ देर बाद इसी स्थिति में रहने के बाद वज्रासन की मुद्रा में वापिस आ जाएं।

लाभः यह आसन पेट, कमर व कूल्हे के मोटापे को कम करता है। इस आसन को करने से हमारे गुर्दे, यकृत व आंतें सक्रिय बने रहते हैं।

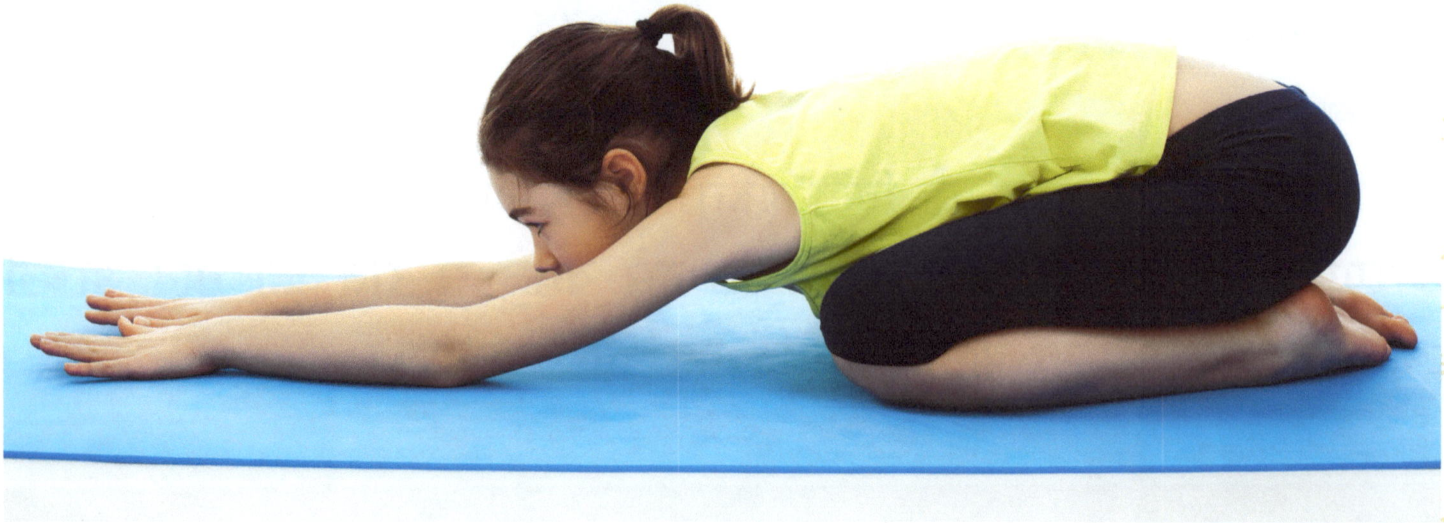

मकरासन

मकर यानी मगरमच्छ। दो हिस्सों में किए जाने वाले इस आसन को योगासनों के बीच विश्राम करने के लिए किया जाता है। इस आसन से पेट की अंतड़ियों की मालिश होती है।

विधिः यह आसन दो भाग में किया जाता है। सबसे पहले पेट के बल लेट कर, दोनों हाथ फैला लें। अब दोनों हाथों को मोड़ते हुए, हथेलियों को एक-दूसरे के ऊपर रखें। माथा हथेलियों पर टिका होना चाहिए। पैर इस तरह फैले हों कि दोनों पैरों के बीच करीब एक फुट का फासला रहे। अब आप अपने शरीर को ढीला छोड़ दें। इस आसन से शरीर को बहुत आराम मिलता है।

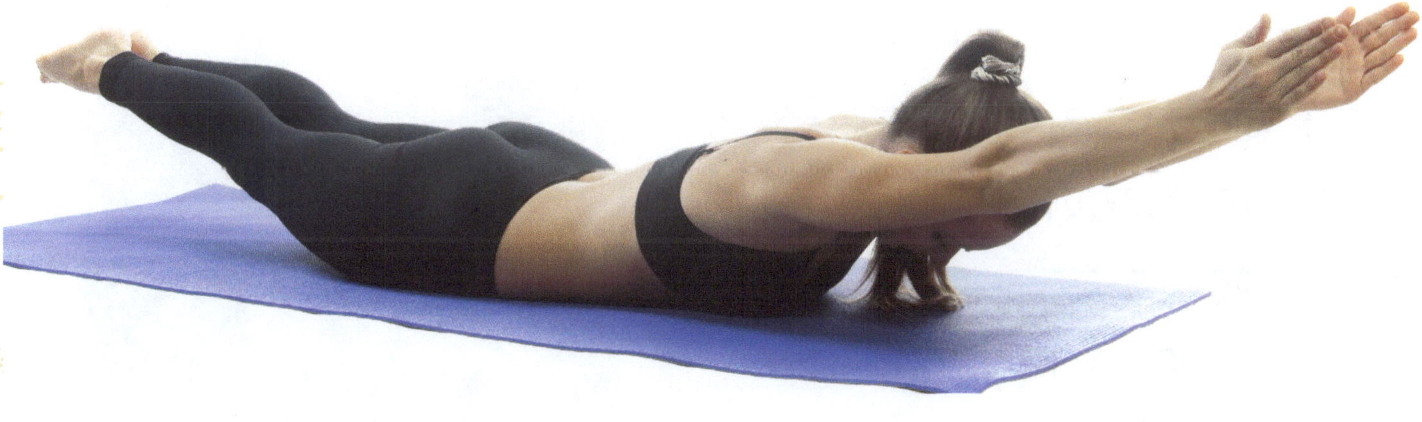

लाभः यह आसन करने से, दूसरे आसनों के अभ्यास के दौरान शरीर को आराम मिलता है। इस आसन से पेट की आंतों की मालिश होती है और उनकी सक्रियता पहले से अधिक हो जाती है। जिससे पेट के रोग दूर होते हैं। यह आसन मेरुदण्ड में लचीलापन लाने में भी सहायक है।

उष्ट्रासन

श्वसनतंत्र के लिए बहुत प्रभावशाली आसन है। इससे श्वांस संबंधी बीमारियों को नियंत्रित किया जा सकता है।

विधि: सबसे पहले वज्रासन की मुद्रा में बैठें। अब अपने हाथों को एड़ी में इस तरह रखें कि अंगुलियां अंदर की ओर रहें तथा अंगूठा बाहर की ओर हो। अब श्वास लेते हुए सिर और गर्दन को पीछे की ओर झुकाते हुए, कमर को ऊपर उठाते हैं। अब श्वास छोड़ते हुए एड़ियों पर बैठ जाएं। अब एक-एक कर, दोनों हाथों को एड़ियों पर रखें। फिर श्वास छोड़ते हुए एड़ियों पर बैठ जाएं। इस अभ्यास को दो-तीन बार दोहराएं।

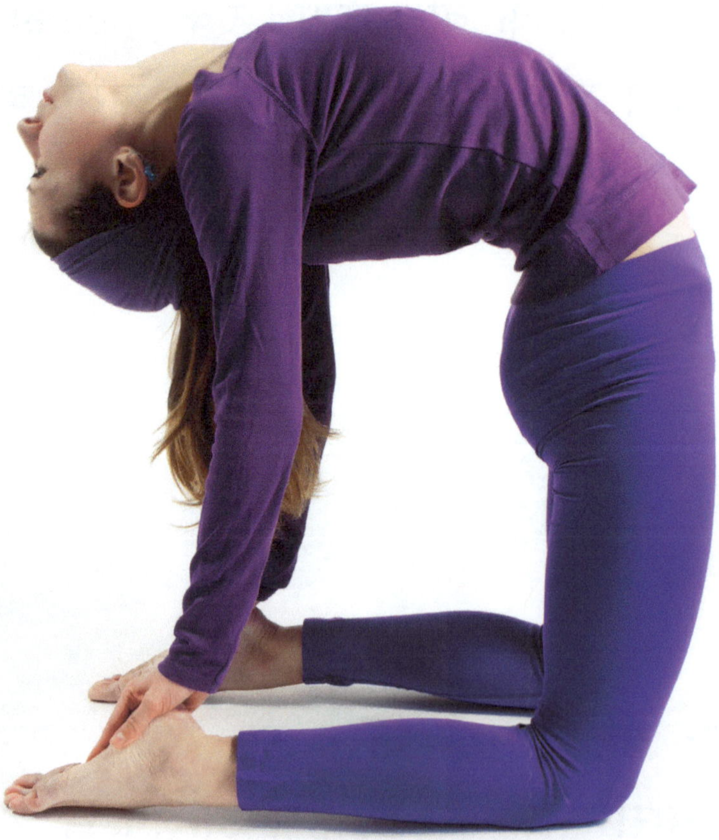

लाभ: यह आसन हमारे श्वसनतंत्र के लिए बहुत लाभदायक होता है। इससे फेफड़ों को अच्छा स्वास्थ्य व मजबूती मिलती है।

पर्वतासन

इस आसन से पर्वत जैसी आकृति बनती है जो इसके नाम को सार्थक करता है। पर्वतासन को करने से मन की एकाग्रता बढ़ती है।

विधिः सबसे पहले सीधे खड़े हो जाएं। अब श्वास भरते हुए, दोनों हाथ ऊपर उठा लें। अब नीचे झुकते हुए, हाथों की हथेलियों को ज़मीन से टिका दें। सिर अंदर की ओर हो व एड़ियां समतल ज़मीन पर पूरी तरह टिकी हों। इसके बाद श्वास छोड़ते हुए वापिस आ जाएं।

लाभः पर्वत की आकृति बनाने वाले पर्वतासन को करने से मन की एकाग्रता बढ़ती है। यह आसन इच्छाशक्ति को बढ़ाने में भी सहायक है।

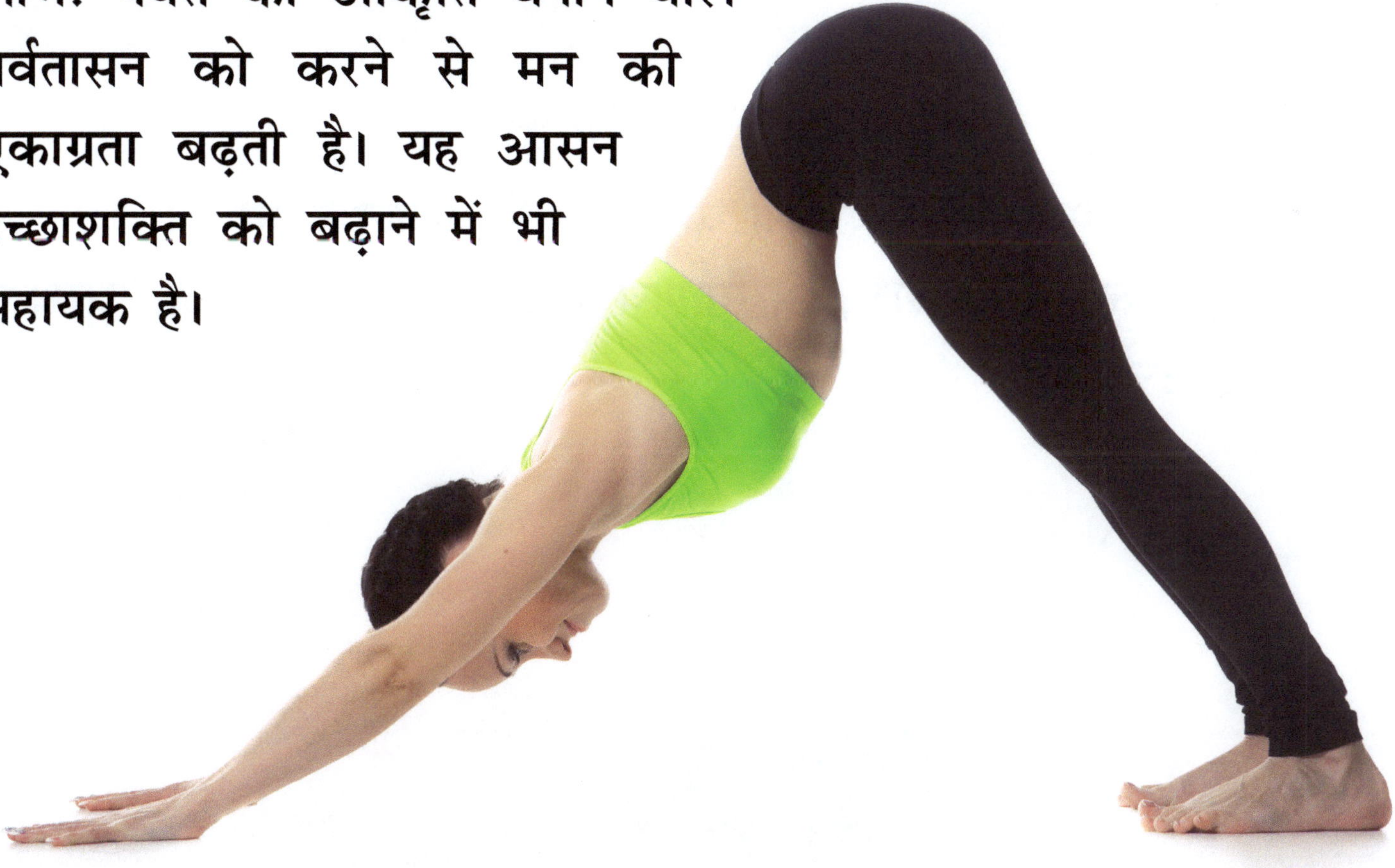

नौकासन

विधि : दोनों हाथों को जंघाओं के ऊपर रखकर सीधे लेटें। अब श्वास अन्दर भरते हुए पहले सिर एवं कन्धों को ऊपर उठायें, फिर पैरों का भी ऊपर उठायें। हाथ, पैर एवं सिर समानान्तर नाव की तरह उठे हुए हों।

इस स्थिति में कुछ समय रुकर धीरे-धीरे हाथ-पैर एवं सिर को भूमि पर श्वास बाहर निालते हुए ले आयें। इस प्रकार 3 से 6 बार तक आवृत्ति कर सकते हैं। इस आसन का प्रतियोगी आसन धनुरासन है। यानि नौकासन के बाद ध नुरासन करना चाहिए।

लाभ :

- **इसके भी लाीा उत्तनपावासन के समान हैं।**
- **हृदय एवं फेफड़े भी प्राणवायु के प्रवेश से सबल बनते हैं।**
- **अन्त्र (आंत), आमाशय, अग्न्याशय एवं यकृत् आदि की स्वस्थता के लिए उत्तम है।**

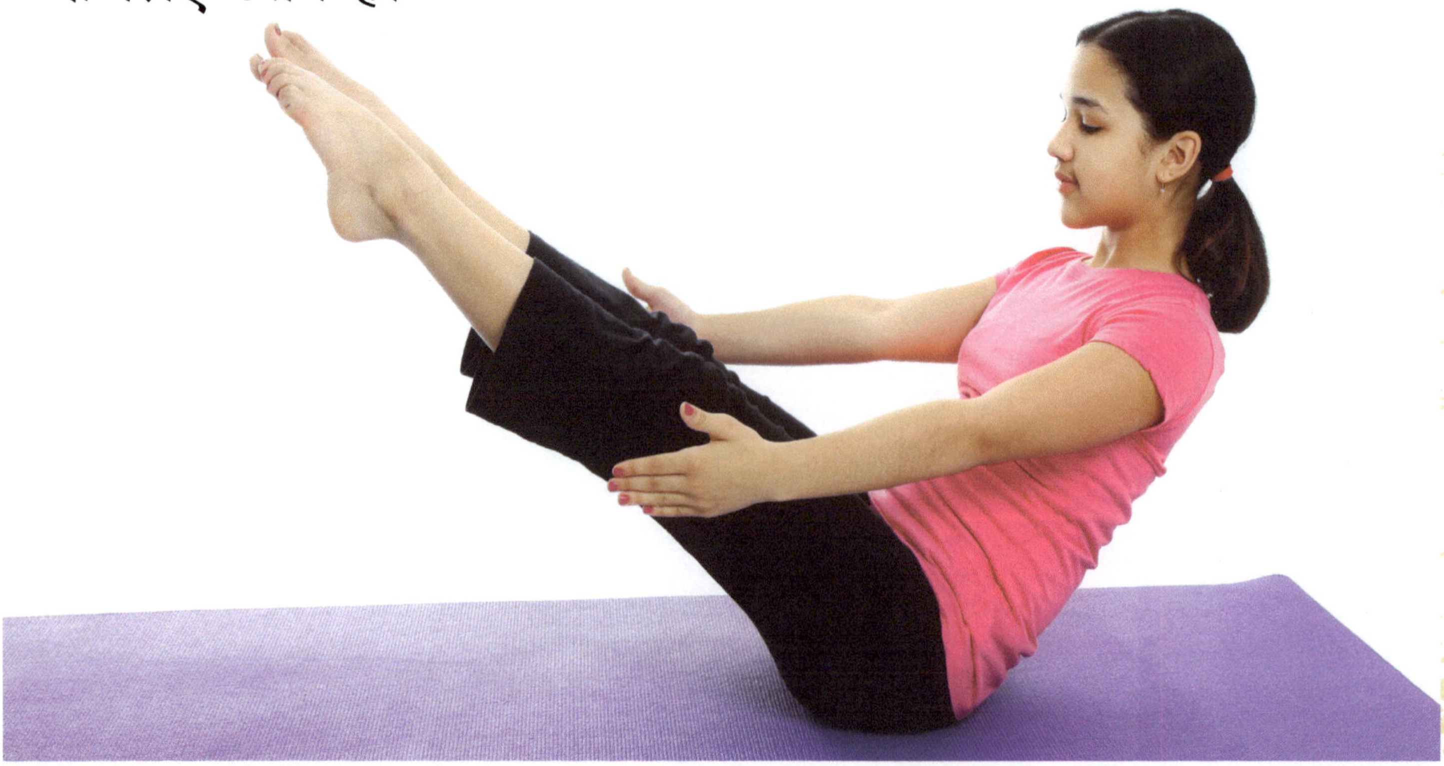

पवन-मुक्तासन

विधिः सीधे लेटकर दायें पैर के घुअने को छाती पर रखें। दोनों हाथों को, अंगुलियां एक दूसरे में डालते हुए घुटने पर रखें श्वास बाहर निकालते हुए घुटने को दबाकर छाती से लगायें एवं सिर को उठाते हुए घुअने से नासिका का स्पर्श करें। कुछ देर करीब 10 से 30 सेकण्ड तक श्वास को बाहर रोकते हुए इस स्थिति में रहकर फिर पैर को सीधा कर दें। इसे 2 से 4 बार तक करें। इसी तरह दूसरे पैर से करें। अन्त में दोनो पैरों से एक साथ इस अभ्यास को करना चाहिए। यह एक चक्र पूरा हुआ। इस प्रकार 3 से 4 चक्र कर सकते हैं। दोनों पैरों को पकड़ते हुए कमर की मालिश भी करें। शरीर को आगे-पीछे, दायें-बायें लुढ़काना भी चाहिए।

लाभः यह आसन यथानाम तथा गुण है। उदरगत वायु-विकार के लिए यह बहुत ही उत्तम है। स्त्रीरोग अल्पार्त्तव एवं गर्भाशय-सम्बन्धी रोगो के लिए लाभप्रद हैं अम्लपित्त, हृदयरोग, गठिया एवं कटिपीड़ा में हितकारी है। पेट की बढ़ी हुई चर्बी को कम करता है। यदि कमर में अधिक दर्द हो तो सिर उठाकर घुटने से नासिका न लगायें। केवल पैरों को दबाकर छाती से स्पर्श करें। ऐसा करने से स्लिप डिस्क, सियाटिका एवं कमर-दर्द में पर्याप्त लाभ होता है।

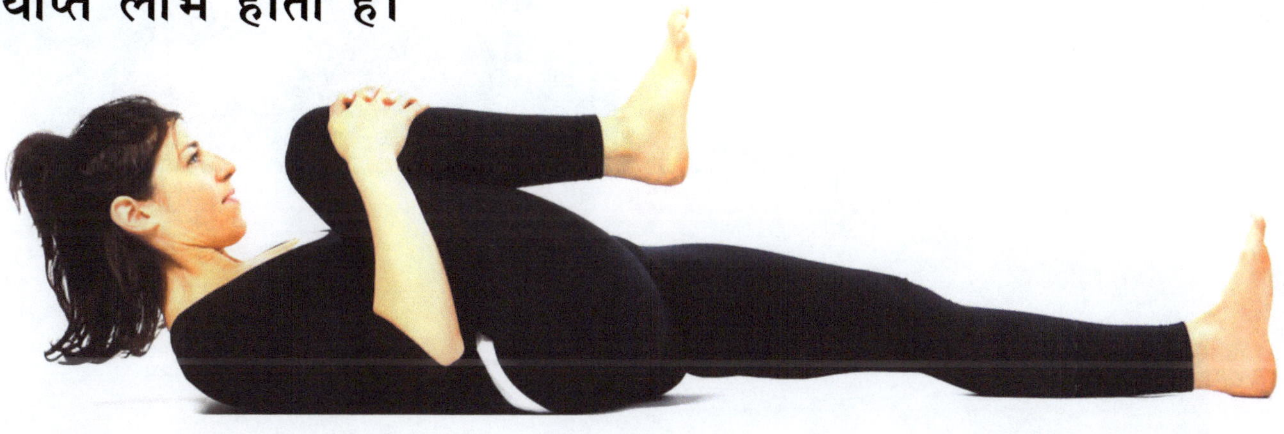

हास्यासन

इस आसन से आमतौर पर योगासन सत्र का समापन करते हैं। इससे सत्र के दौरान किए गए योगासनों के कारण थके शरीर को विश्रा ममिलता है। मन में खुशी का संचार होता है और चेहरे की चमक बढ़ती है।

विधिः सबसे पहले किसी भी ऐसे आसन में बैठ जाएं जिसमें बैठ कर आप आरामदेह महसूस करें जैसे सुखासन या व्रजासन आदि। अब अपने दोनों हाथों को ऊपर उठाएं। इसके बाद शरीर ऊपर की ओर खींचते हुए, जोर-जोर से हंसें। इस तरह हंसने से आपका हास्यासन हो जाएगा।

लाभः यह आसन करने से आपके मन में खुशी का संचार होगा। चेहरे की चमक बढ़ती है। यह आसन मन को प्रसन्न बनाता है और खुल कर हंसने से चेहरे की मांसपेशियों की कसरत भी हो जाती है।

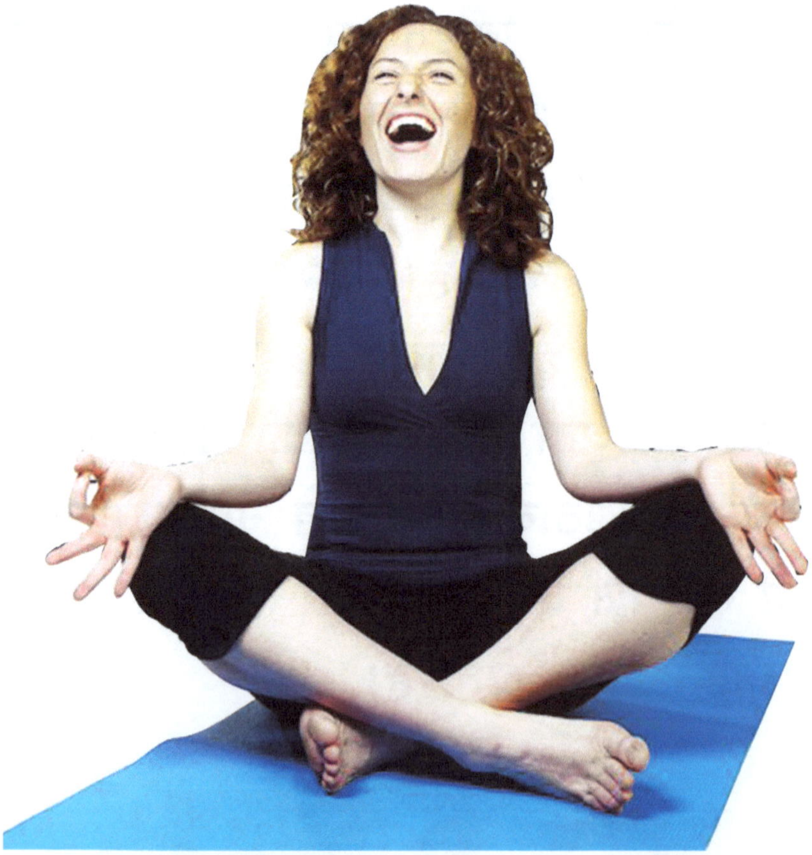

www.ingramcontent.com/pod-product-compliance
Lightning Source LLC
LaVergne TN
LVHW072027171026
850499LV00029B/282